Zeit für mich

Eigene Angaben

Rückengesundheit

Rückenprobleme können viele Ursachen haben. Häufig ist eine Funktionsschwäche der Muskulatur damit verbunden. Das gilt für verspannte und verkrampfte Muskeln genauso wie für Muskeln, die durch fehlende Beanspruchung im Alltag einiges von ihrer Leistungsfähigkeit eingebüßt haben.
Zu einem Rückentraining gehört neben dem Krafttraining der Rücken- und Bauchmuskulatur ebenfalls Balance und Dehnübungen.

Dies ist ein Programm für Menschen die nicht mit einer
Vorbelastung von Rückenproblemen wie einem
Bandscheibenvorfall oder ähnlichem belastet sind. Frage
im Zweifel zunächst deinen Arzt, bevor du mit dem
Training beginnst.
Führe alle Übungen nach deinem Ermessen aus, steigere
dich nach und nach.

Vor allem bei den fortgeschrittenen Übungen gilt: Kein
Schmerz, höre besser auf und ändere deine Haltung.
Lege zwischendurch eine kleine Pause ein, somit
vermeidest du, deinen Körper zu überlasten.

- Workout/ Training: 45 Minuten

✓ Aufwärmtraining
✓ Phase 1. Mobilisation
✓ Phase 2. Kräftigung Vorderseite
✓ Phase 3. Kräftigung Rückseite
✓ Phase 4. Kräftigung Nacken
✓ Phase 5. Stabilisation
✓ Entspannung/ Atmung
✓ Dehnfähigkeit
✓ Dehnübungen
✓ Dehnübungen für Fortgeschrittene

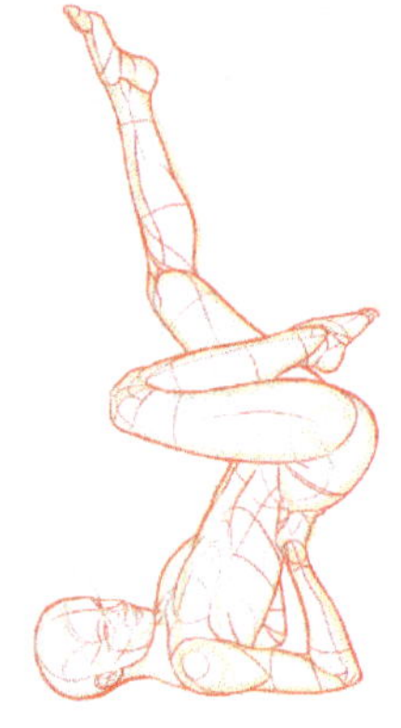

Damit dein Training den gewünschten Effekt hat ist zu beachten:

1. Vor jedem Training aufwärmen.

2. Übe regelmäßig drei- bis viermal die Woche etwa eine halbe Stunde und plane die Zeit in deinen Tagesablauf ein. Ansonsten ist die Versuchung zu groß, Ausreden zu finden. Nur bei regelmäßigem Üben stellt sich bald der gewünschte Erfolg ein.

3. Achte auf eine genaue Ausführung. Oft sind es Kleinigkeiten, die über den Erfolg einer Übung entscheiden.

4. Verwende für die Bodenübungen eine weiche Unterlage.

5. Führe alle Übungen ruhig und gleichmäßig aus. Ruckartige Bewegungen belasten nur unnötig die Wirbelsäule und die Gelenke.

6. Atme gleichmäßig. Atme bei Anspannungsphasen aus und bei Entspannungsphasen ein.

7. Suche aus den Übungen sechs bis zehn Übungen heraus, davon jeweils mindestens eine aus den Rubriken:

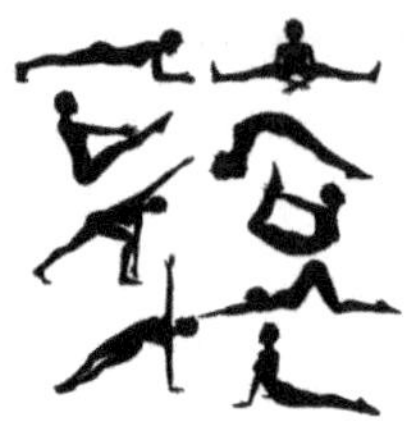

Mobilisation

Kräftigung Vorderseite

Kräftigung Rückseite

Kräftigung Nacken

Stabilisation

8. Führe von jeder Übung vier bis sechs Durchgänge aus.

> Einige spezielle Übungen sind mit Einheiten / Dauer beschrieben.

9. Lege nach jedem Durchgang 30 Sekunden Pause ein.

10. Denke daran: Du musst nicht völlig erschöpft sein, damit das Programm einen Effekt hat. Ein wenig Anstrengung gehört zwar dazu, aber das Ausmaß der Erschöpfung hat nichts damit zu tun, wie gut dein Training war.

Aufwärmtraining

- Übung 1

Aufrecht stehen (etwas mehr als Hüftbreit), Knie leicht gebeugt. Senke deinen Kopf, die Schultern nach vorne, Arme hängen lassen und Richtung Boden führen. Kurz über den Boden wieder aufrollen. Wirbel für Wirbel, langsam zurück in die Ausgangsposition. Nehme deine Schultern zurück und richte den Kopf langsam auf.

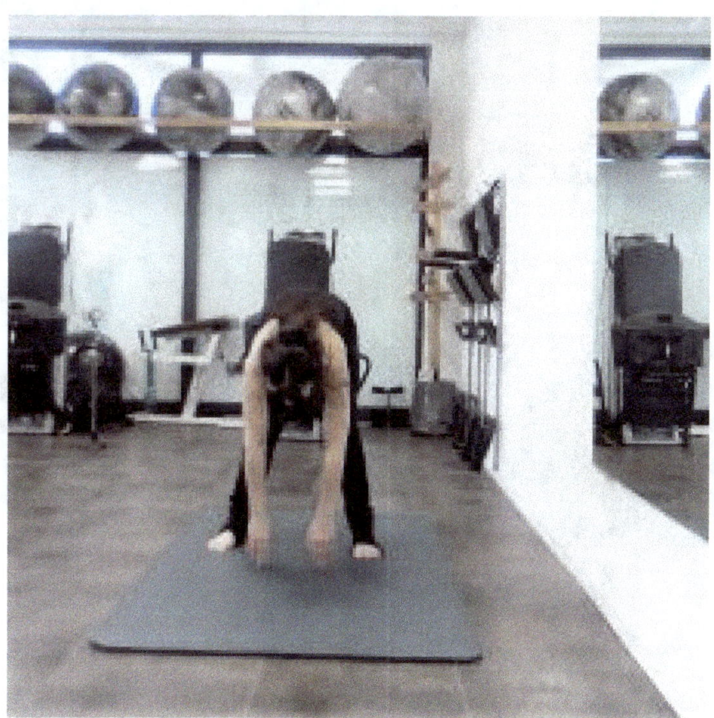

- Übung 2

  Kreise beide Schultern von vorne nach hinten und bis zu
  den Ohren (sechs Durchgänge), danach rechts und links
  im Wechsel. Mache nach und nach größere Bewegungen
  (halber Arm).

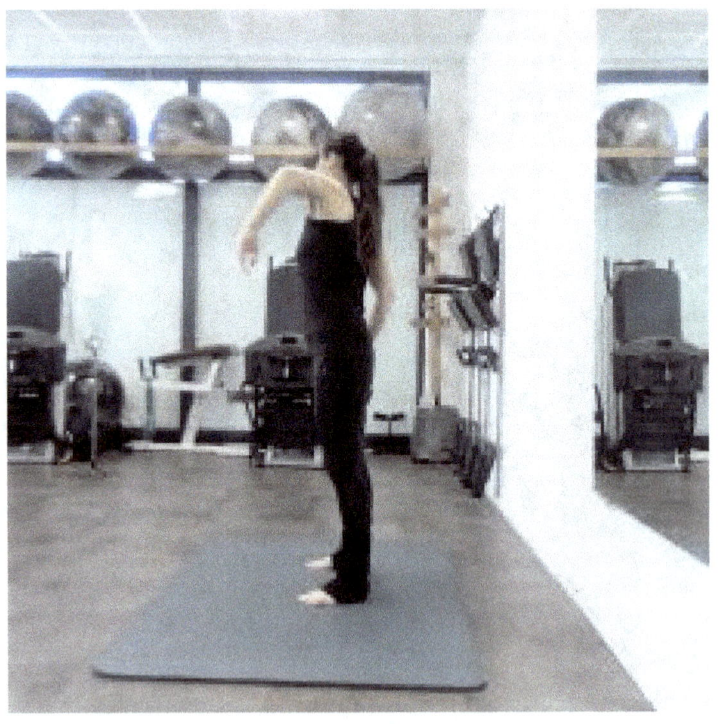

- Übung 3

Hüftkreise. Hebe dein Bein an und kreise im Wechsel, werde nach und nach größer bis zur Hüfte. Rechts beginnend, dann links. Nehme dein Arm dazu (siehe Übung 2) und kreise mit Arm und Bein.

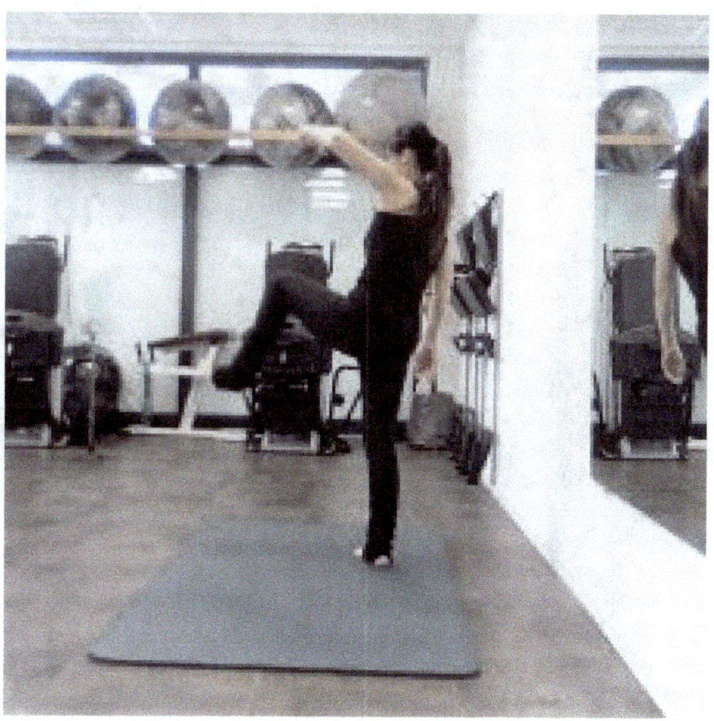

Lockere deinen Körper (Arme, Beine ausschütteln),
durchatmen und los geht´s....

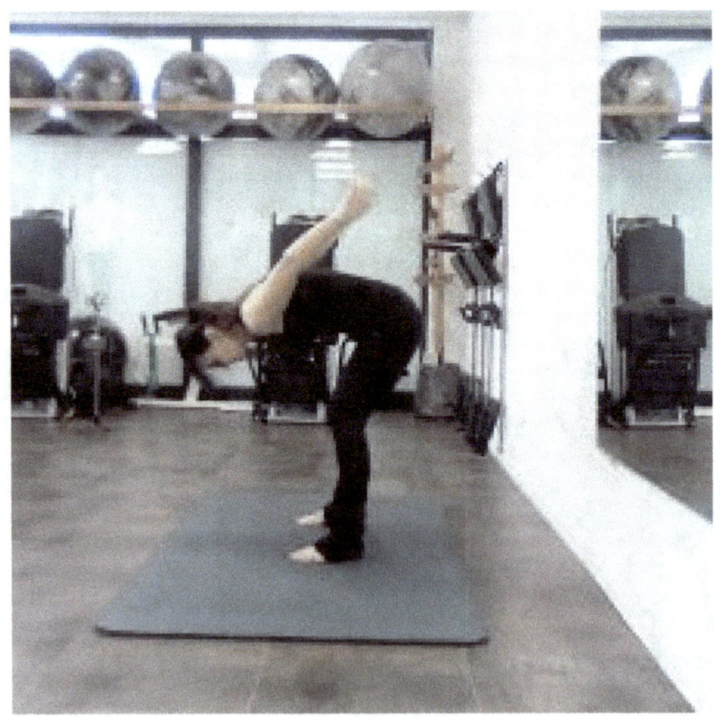

Nun kann es losgehen. Viel Spaß und vor allem viel Erfolg bei deinem Training. Übrigens die Übungen kannst du auch von Unterwegs, im Urlaub oder im Büro ausführen.

Mobilisation 1

- Übung **1 Mobilisation der geraden Rückenmuskulatur**

Knie dich hin und stütze dich vorne mit leicht gebeugten Armen ab. Wechsle dann langsam zwischen "Pferderücken" (leichtes Hohlkreuz) und "Katzenbuckel" (Rundrücken). Bewege den Kopf mit, ohne ihn zu stark in den Nacken zu nehmen.

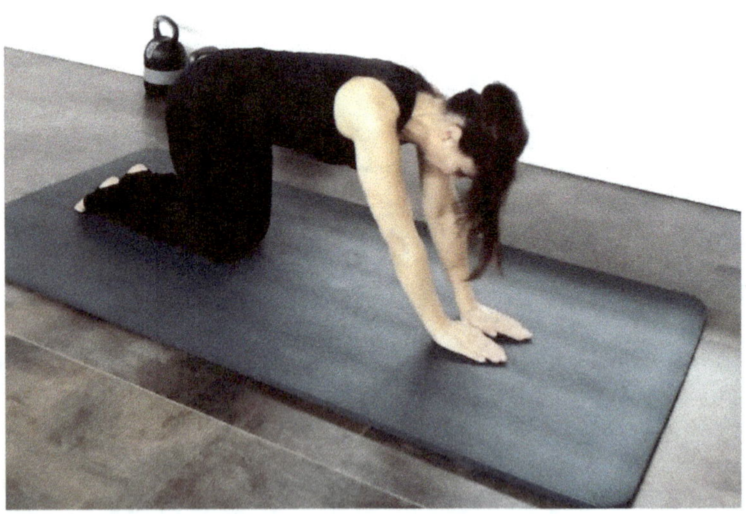

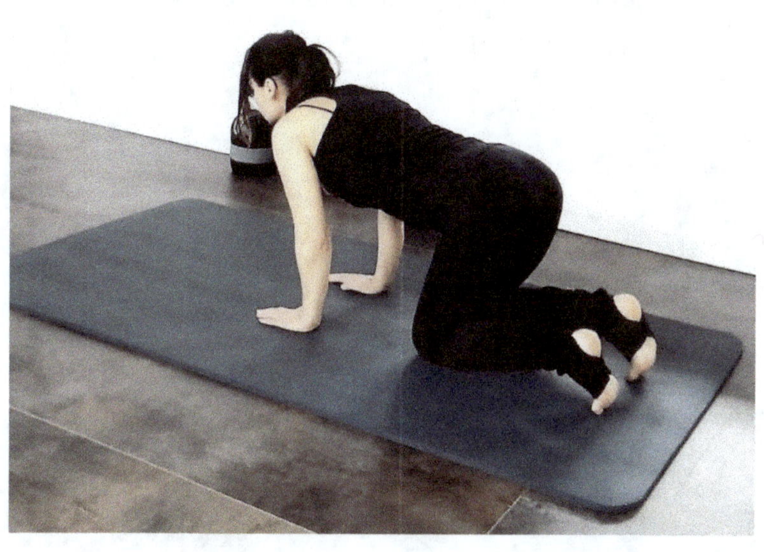

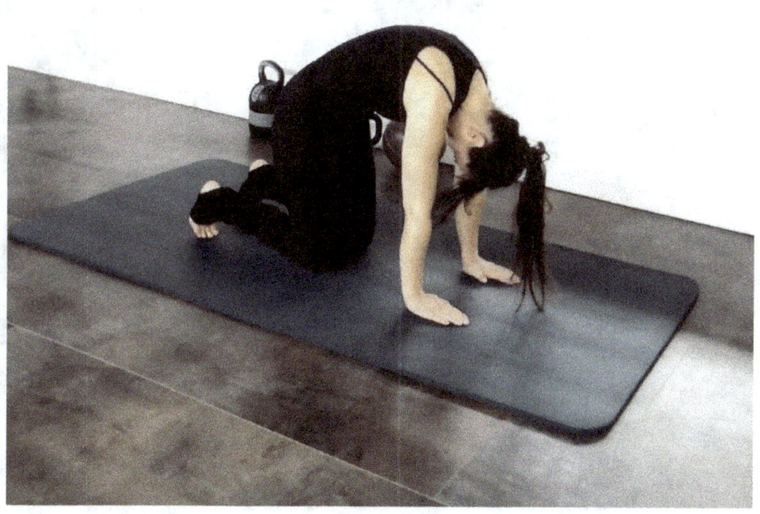

Mobilisation der geraden Rückenmuskulatur alternativ im Stand.

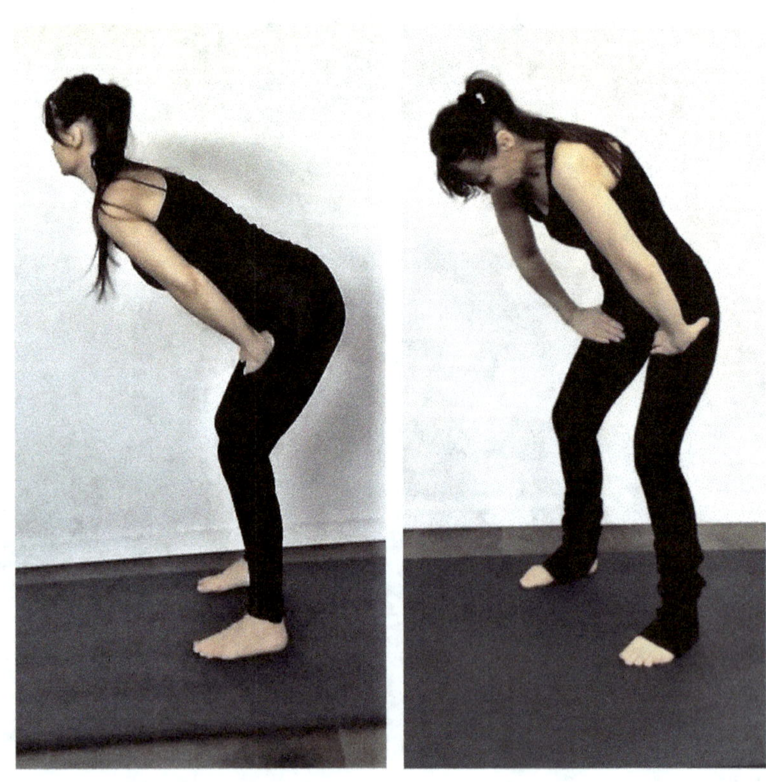

- Übung 2 **Mobilisation der geraden Rückenmuskulatur im Liegen.**

  Lege dich auf den Rücken. Hebe Kopf und Beine an und ziehe mit deinen Armen die Knie vorsichtig so nah wie möglich zur Stirn. Halten und gleichmäßig Atmen.

  (8-12 Sekunden)

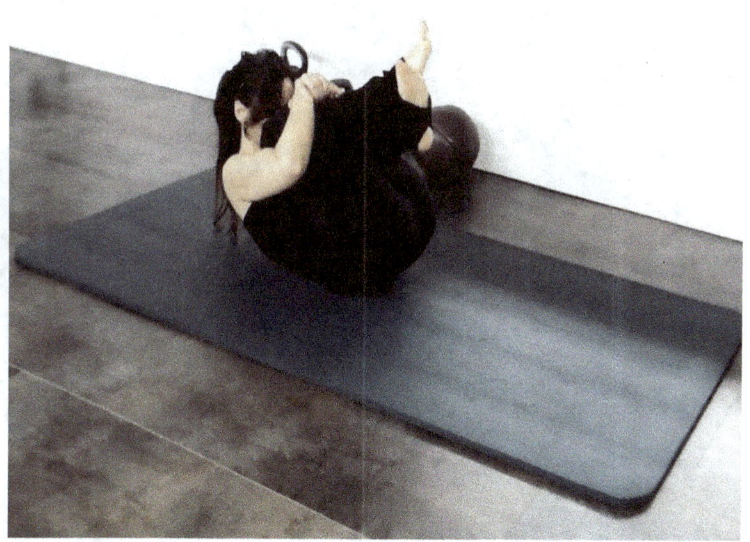

- Übung 3 **Mobilisation der seitlichen Rückenmuskulatur im Liegen**

  Rückenlage. Die Beine sind angewinkelt, lege deine Arme gestreckt zur Seite. Lasse dann beide Knie im Wechsel langsam nach links und rechts sinken. Die Schultern bleiben dabei am Boden.

  (8-12 Sekunden)

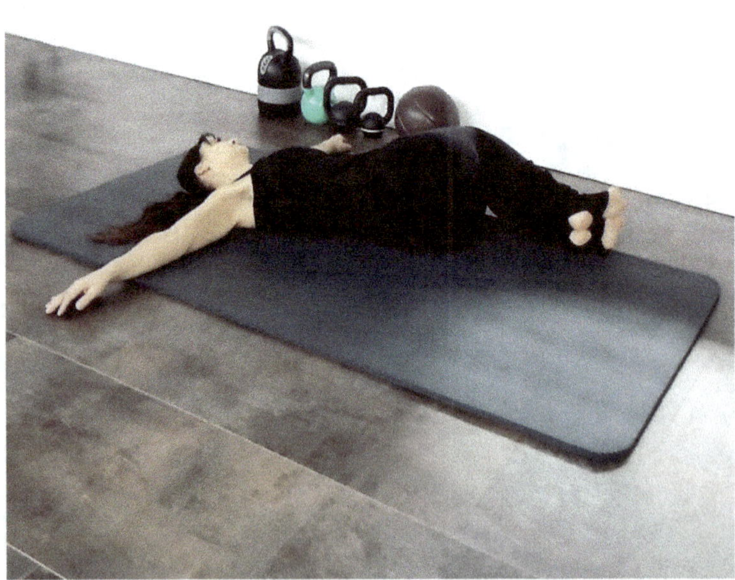

- Übung 4 **Mobilisation der seitlichen Rückenmuskulatur im Sitzen**

Setze dich auf einen Stuhl. Nehme einen Stab dazu. Stecke deine Arme gebeugt (U-Halteposition) oder durchgedrückt bis zur Schulterhöhe nach oben und halte. Drehe den Oberkörper langsam und ruhig nach links und rechts.

Tipp **>** Du kannst auch einen Besenstil oder ähnliches benutzen.

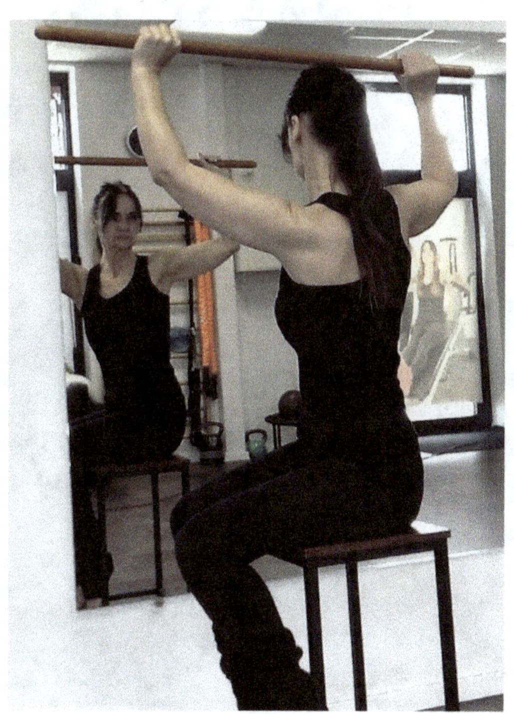

- Übung 5 **Kräftigung der Bauchmuskulatur in Liegen**

  Lege dich auf den Rücken. Die Beine sind angewinkelt. Drücke deine Lendenwirbelsäule fest an den Boden.

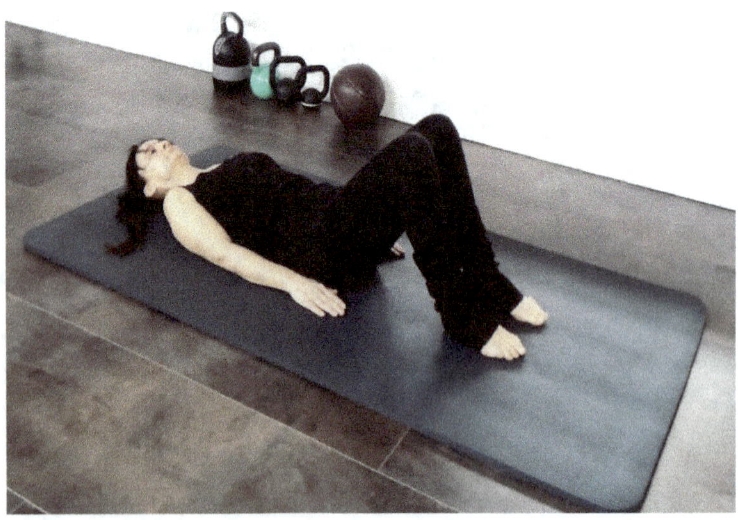

- Übung 6a **Kräftigung der geraden Bauchmuskulatur im Liegen**

  Lege dich auf den Rücken und hebe den Kopf, Schultern und gebeugte Beine vom Boden ab (6a). Halte die Position.

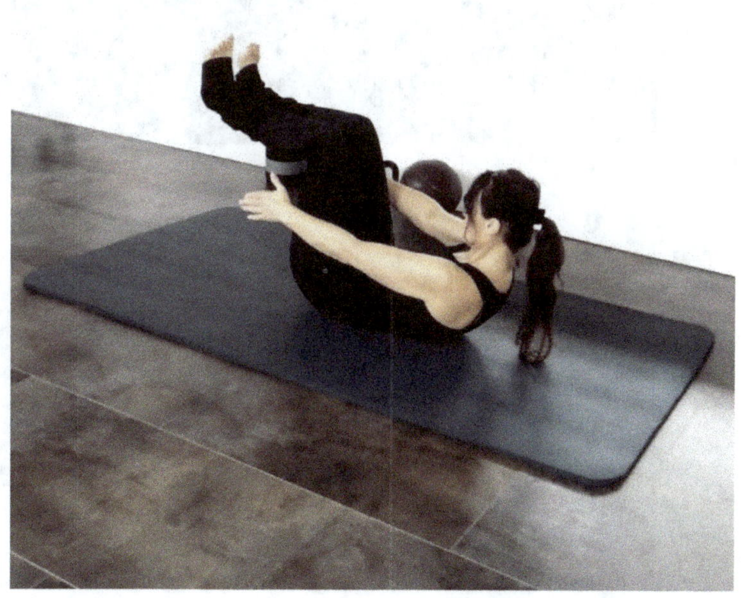

- Übung 6b **Kräftigung der geraden Bauchmuskulatur im Liegen**

  Imitiere die Ruderbewegung (6b). Du musst dabei die Beine nicht völlig strecken.

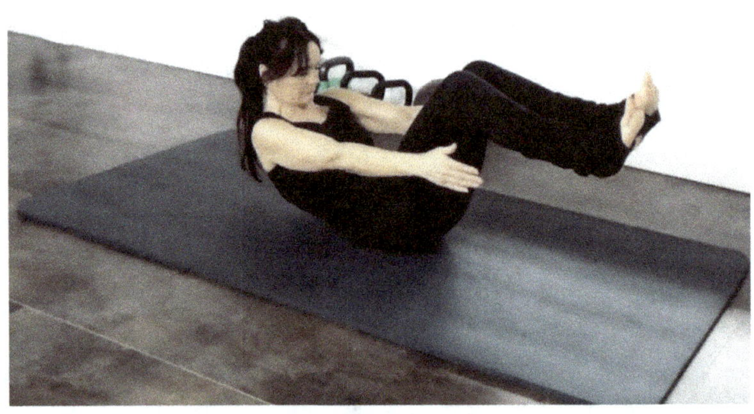

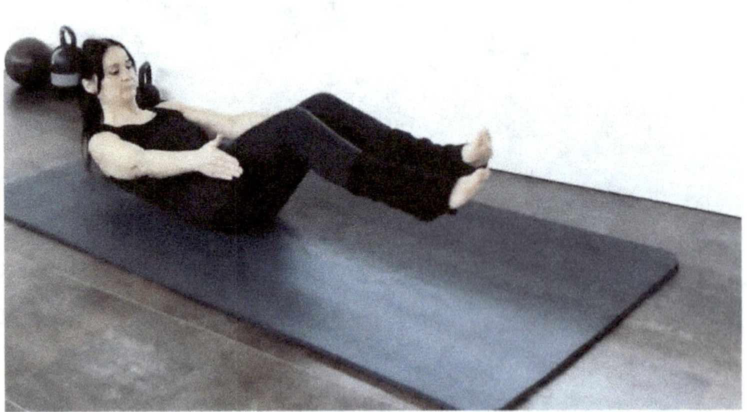

Wenn es dir zu viel wird, lege gerne eine kleine Pause ein, beziehungsweise löse die Übung und mache dich klein (Rundrücken).

Kind Haltung

Vierfüßler stand. Deine Hände sind unter den Schultern, deine Arme sind gestreckt und deine Knie befinden sich in Verlängerung der Oberschenkel. Lege die Füße mit der oberen Seite auf der Matte ab. Dein Po geht nach hinten und legt sich auf deinen Fersen. Deine Stirn berührt die Matte. Die Arme streckst du über deinem Kopf aus.

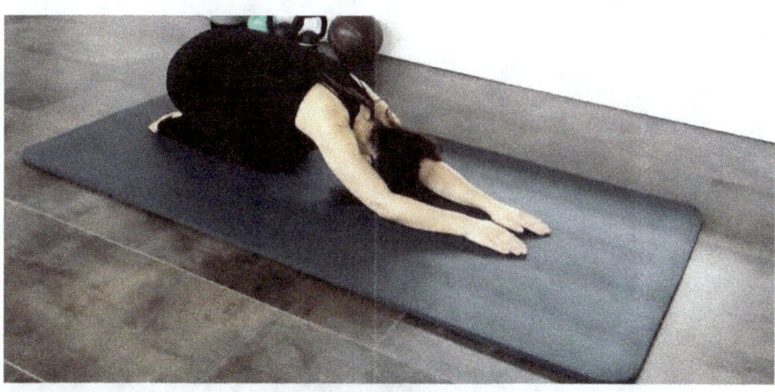

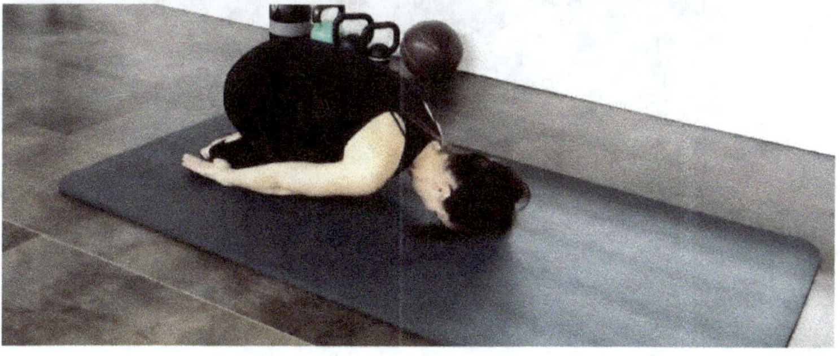

Kräftigung der seitlichen Rumpfmuskulatur im Liegen

- Übung 7 **a. Kräftigung der seitlichen Rumpfmuskulatur im Liegen**

  Lege dich auf die rechte Seite, winkle die Beine an, der Kopf liegt auf dem gestreckten unteren Arm.

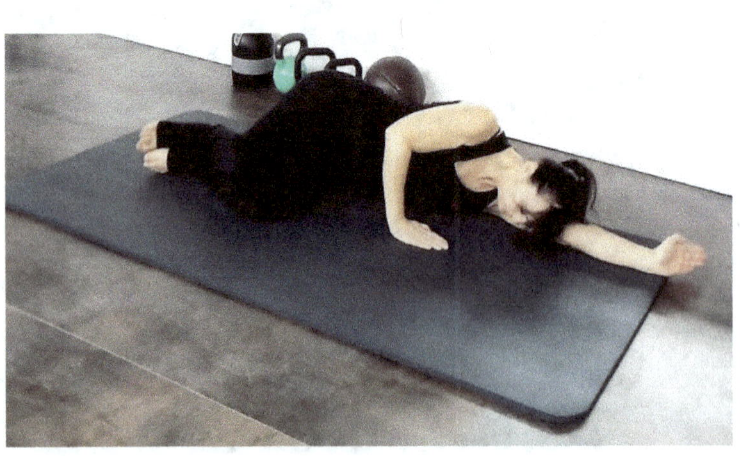

- Übung 7 **b. Kräftigung der seitlichen Rumpfmuskulatur im Liegen**

Stütze deinen linken Arm seitlich ab. Hebe beide Beine gleichzeitig etwa 20 Zentimeter vom Boden und halte die Position. Danach wechsle die Seite.

(8-12 Sekunden)

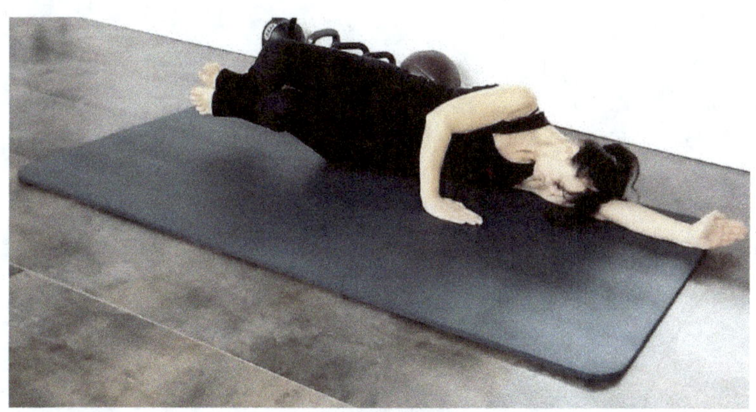

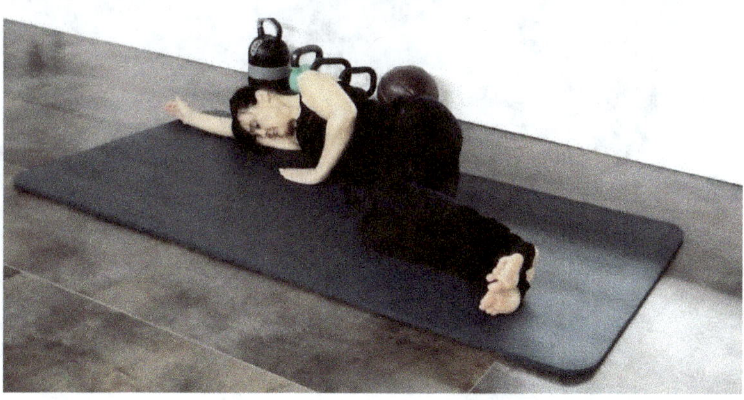

- Übung 8a **Kräftigung der geraden Bauchmuskulatur im Liegen**

  Rückenlage: Lege deine Beine auf einen Hocker (alternativ auf einem Gymnastikball), sodass die Oberschenkel senkrecht, die Unterschenkel waagerecht sind (8a).

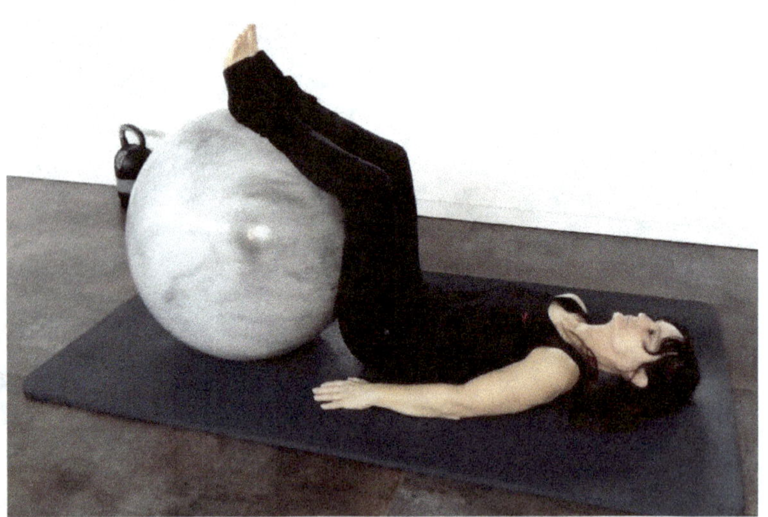

- Übung 8b **Kräftigung der geraden Bauchmuskulatur im Liegen**

  Hebe den Kopf und die Schultern langsam vom Boden ab, bis die Hände den Hocker erreichen (8b), danach lege deinen Körper wieder auf die Matte zurück.

  Wiederhole.

  > statt eines Hockers / Stuhls, kannst du auch einen Gymnastikball nehmen.

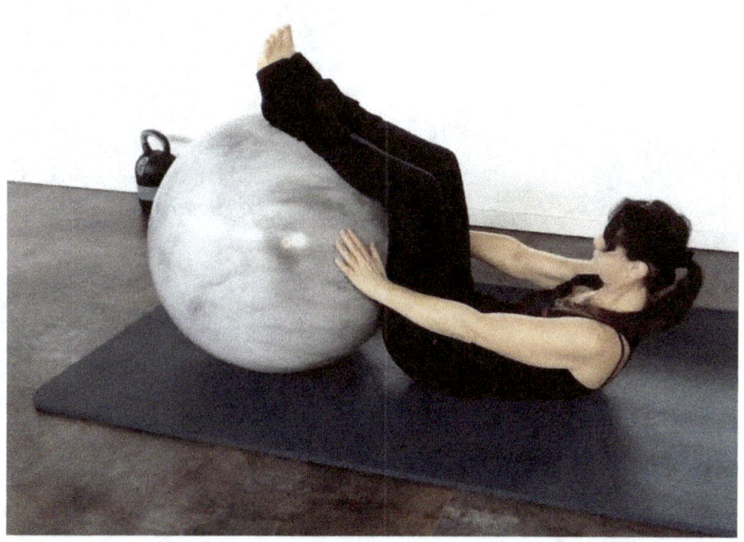

- Übung 9 **Kräftigung der Körperrückseite auf dem Rücken liegend. Die Brücke**

Lege dich auf den Rücken, deine Beine sind angewinkelt und aufgesetzt. Hebe das Becken an, bis die Oberseite eine gerade Linie bildet. Halte etwas, danach senke dein Becken bis kurz über dem Boden.

Wiederhole

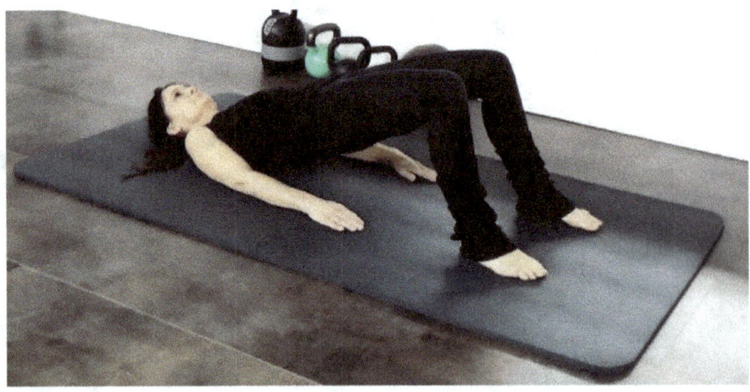

- Übung 10 **Kräftigung der Körperrückseite auf dem Bauch liegend**

Lege dich auf den Bauch, Arme und Beine sind gestreckt. Paddel dann mit Armen und Beinen wechselseitig auf und ab. Nehme den Kopf nicht in den Nacken, sondern schaue nach vorne auf den Boden (der Kopf ist die Verlängerung der Wirbelsäule).

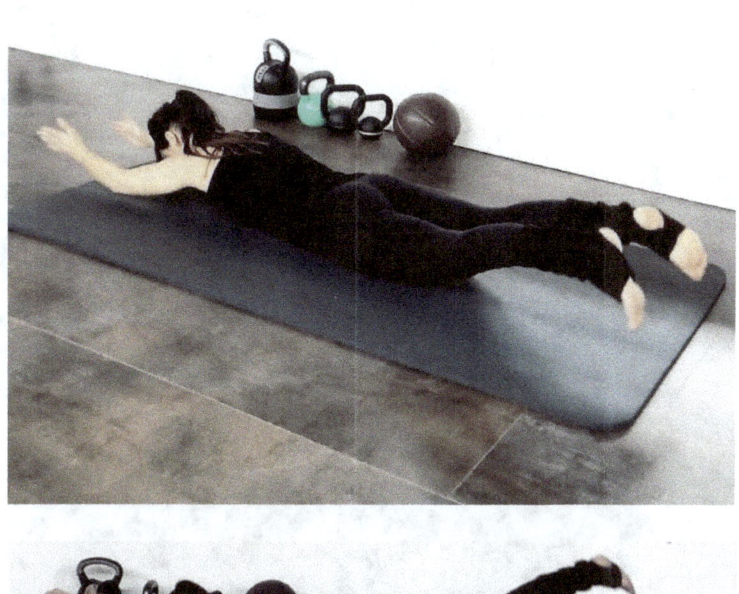

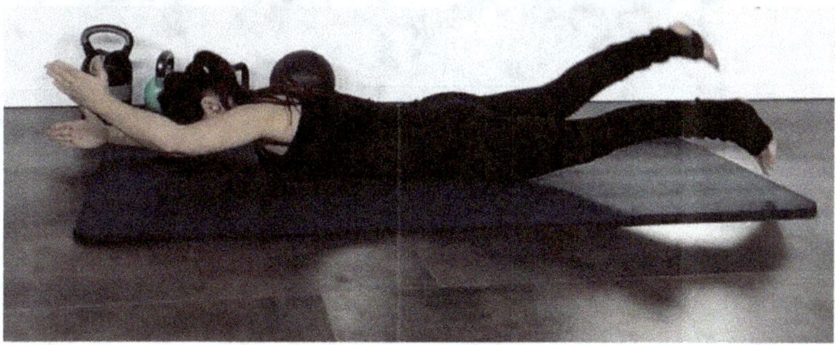

- Übung 11a **Kräftigung der Körperrückseite im Kniestand**

Knie dich hin und stütze dich vorne mit etwas gebeugten Armen ab. Strecke das rechte Bein und den linken Arm bis in die Waagerechte, aber bitte nicht höher (11a).

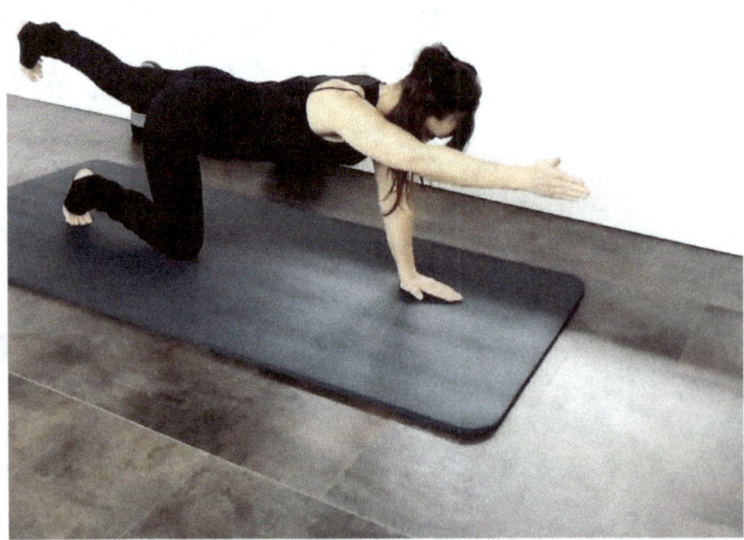

- Übung 11b **Kräftigung der Körperrückseite im Kniestand**

Führe dann Ellenbogen und Knie zusammen, so dass du ganz eingerollt bist (11b). Anschließend Seitenwechsel.

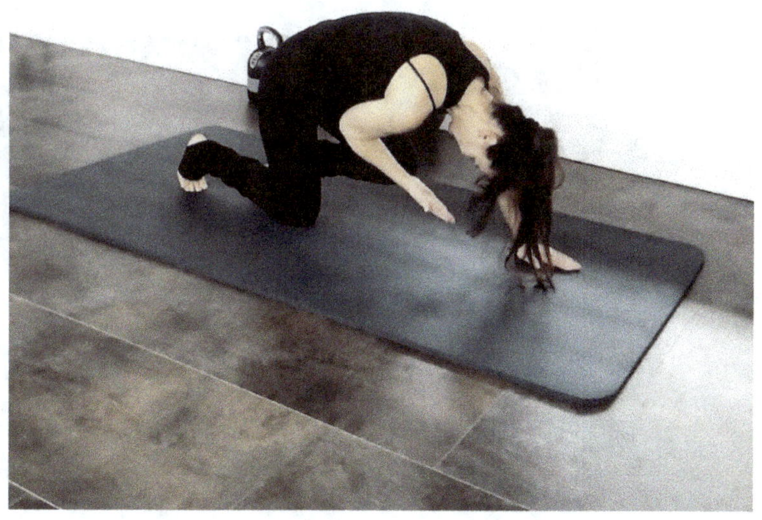

- Übung 12 **Kräftigung der unteren Rückenmuskulatur**

Lege dich auf einen Tisch und halte dich mit beiden Händen fest. Deine Beine sind zunächst gebeugt und hängen nach unten. Strecke dann beide Beine bis in die Waagrechte, und führe sie gebeugt wieder zurück. Wiederhole.

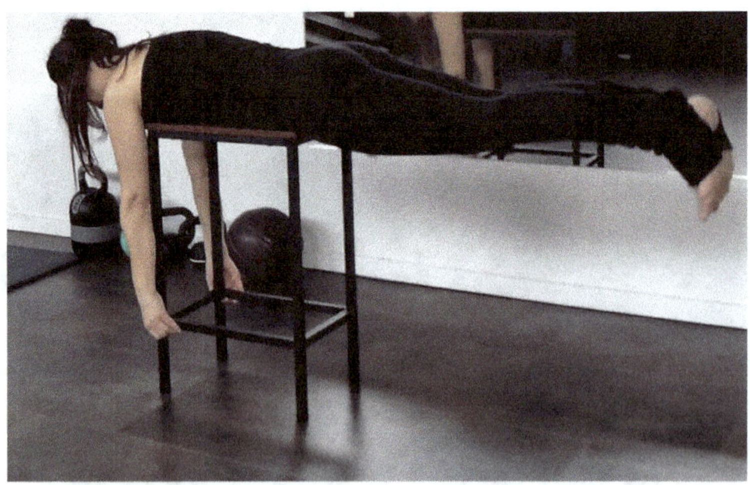

- Übung 13 **Kräftigung der Schultergürtelmuskulatur**

Lege dich auf den Bauch, die Arme anwinkeln (U-Halteposition) und zur Seite ablegen. Hebe Arme und Kopf leicht vom Boden ab, danach zurück in die Ausgangsposition. Der Kopf ist die Verlängerung der Wirbelsäule, schau vor dich auf den Boden (**hebe den Kopf nicht in den Nacken**).

Alternativ Beine anheben, so intensivierst du die Übung!

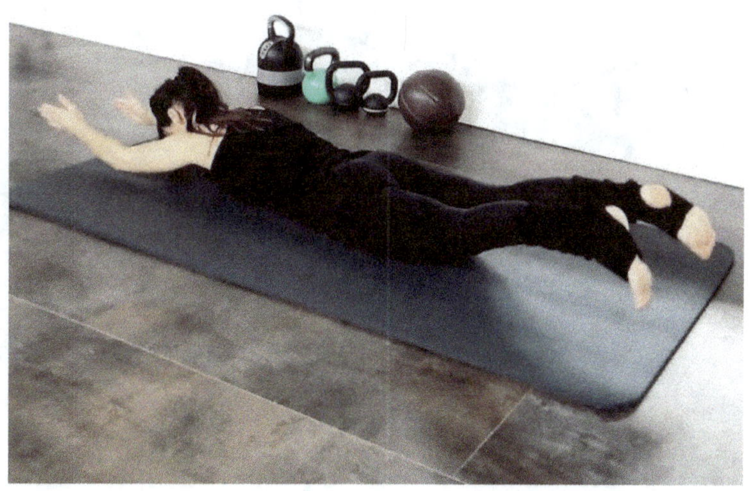

- Übung 14a **Kräftigung der oberen Rückenmuskulatur im Liegen (mit Ball)**

Lege dich auf den Bauch. Halte mit gestreckten Armen einen Ball über den Kopf (14a).

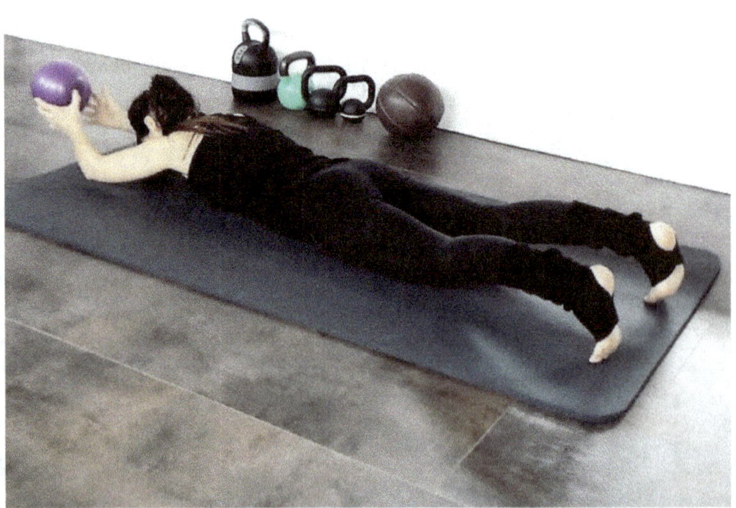

- Übung 14b **Kräftigung der oberen Rückenmuskulatur im Liegen (mit Ball)**

Führe nun den gestreckten rechten Arm seitlich nach hinten (der linke Arm folgt) und übergebe den Ball über dem Gesäß in die linke Hand (14b). Führe den linken gestreckten Arm mit dem Ball seitlich wieder nach vorne. Lasse den Ball mehrmals kreisen.

Den Kopf nicht in den Nacken nehmen, der Blick bleibt zum Boden gerichtet.

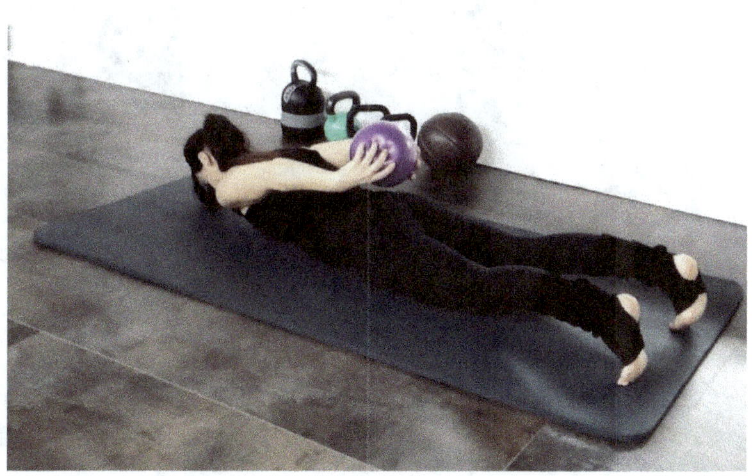

- Übung 15 **Kräftigung der Rückenmuskulatur im Stand**

Stelle dich aufrecht hin und winkle die Arme in
Schulterhöhe an (U-Halteposition). Versuche, die
Schulterblätter zueinander zu drücken und löse.
Wiederhole

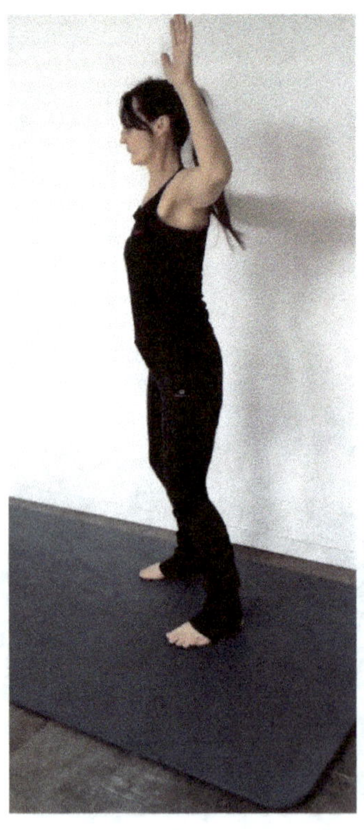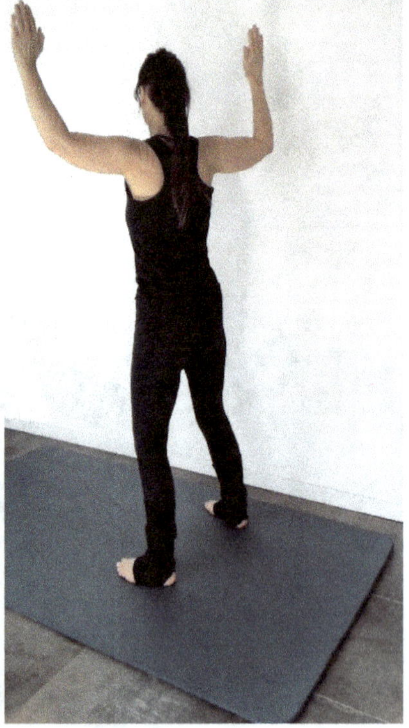

- Übung 16 **Kräftigung der Rückenmuskulatur im Stand**

Stelle dich mit leicht gebeugten Beinen hin. Beuge den Oberkörper leicht nach vorne (Rücken gerade) und strecke die Arme in Verlängerung des Rückens schräg nach oben. Halte die Position für 8-12 Sekunden.

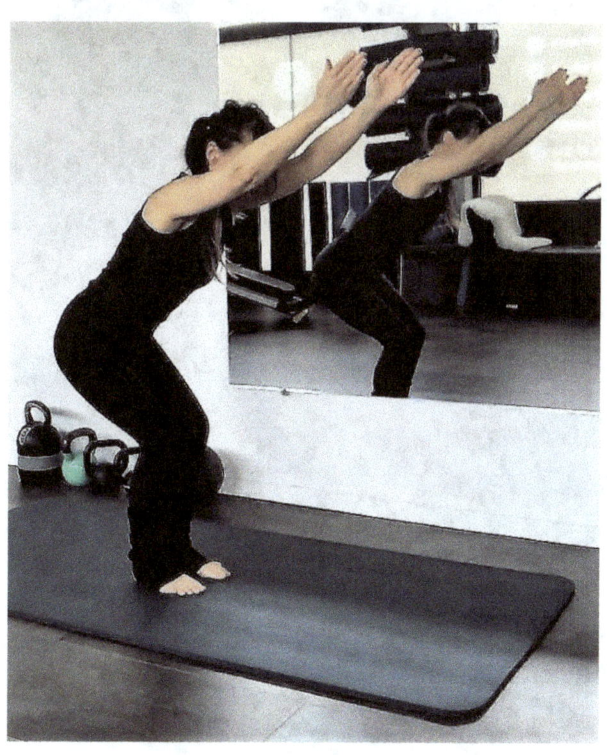

- Übung 17 **Übungen für die Schultern**

  Setz dich auf einem Stuhl / Hocker oder einer Bank gerade hin. Ziehe beide Schultern kräftig nach oben bis zu den Ohren und senke langsam wieder ab.

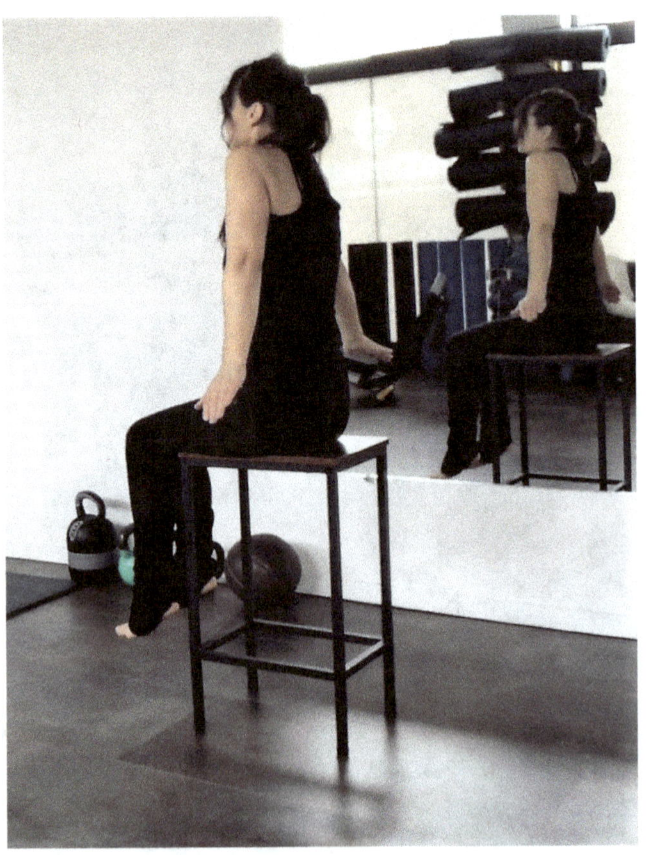

- Übung 18 **Übungen für die Schultern**

  Ausgangsposition siehe Übung 17

  Verschränke die Arme vor der Brust, deine Hände
  greifen ineinander (einhaken) und ziehe die Arme/ die
  Ellenbogen kräftig nach außen

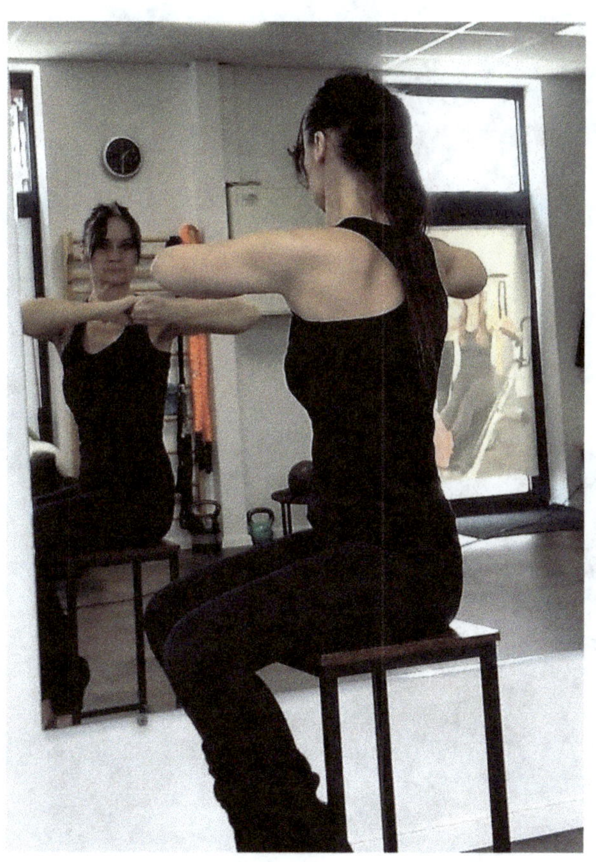

- Übung 19 **Übungen für den Hals**

  Verschränke die Arme hinter deinem Kopf. Drücke nun langsam den Kopf gegen den Widerstand deiner Hände. Halte etwas und danach wiederhole.

  Der Nacken bleibt dabei lang.

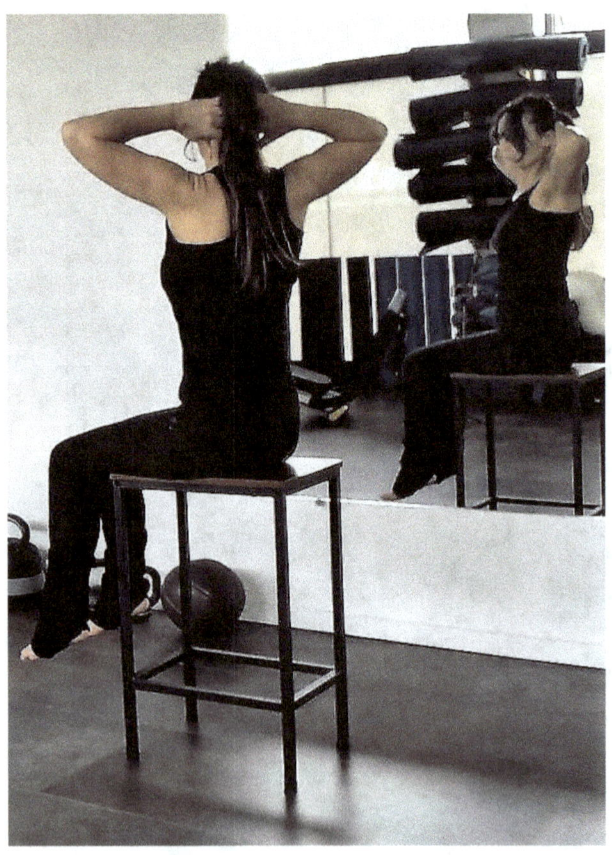

- Übung 20 **Übungen für den Hals**

  Sitze gerade auf einen Stuhl / Hocker. Lege deine rechte Hand gegen die rechte Schläfe und drücke den Kopf vorsichtig gegen den Widerstand der Hand. Einige Sekunden halten.

  Wechsle die Seite

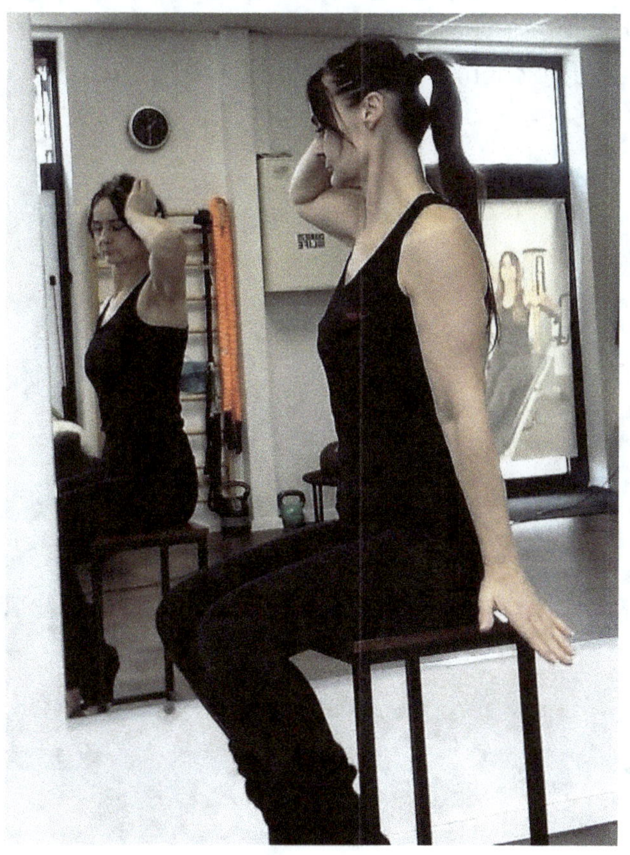

- Übung 21 **Stabilisations- und Ganzkörperübungen am Boden**

  Stütze dich auf den Unterarmen, den gebeugten Knien und den Fußspitzen ab. Hebe dann die Knie etwa zehn Zentimeter vom Boden, ohne ins Hohlkreuz auszuweichen.

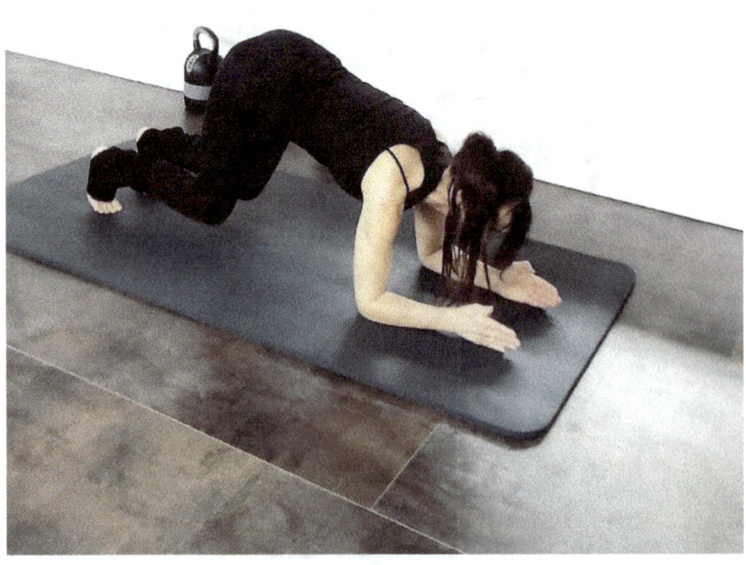

Gelingt dir dies, kannst du zusätzlich einen Fuß fünf
Zentimeter vom Boden abheben. Halte für 8 – 12
Sekunden und wechsle den Fuß.

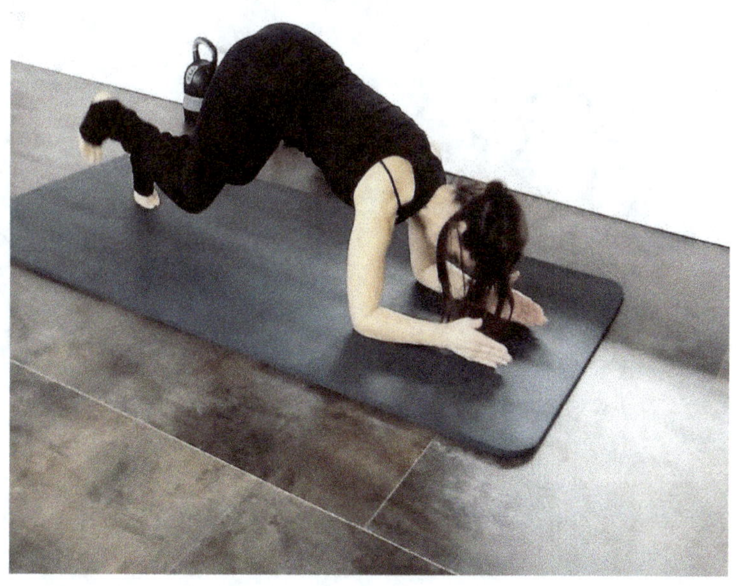

- Übung 22 **Stabilisations- und Ganzkörperübungen am Boden**

  Wenn du Übung 21 sicher beherrscht, kannst du dies auch mit gestrecktem Körper versuchen. Der Plank (achte darauf, dass du keinesfalls ins Hohlkreuz fällst).

  Beinwechsel

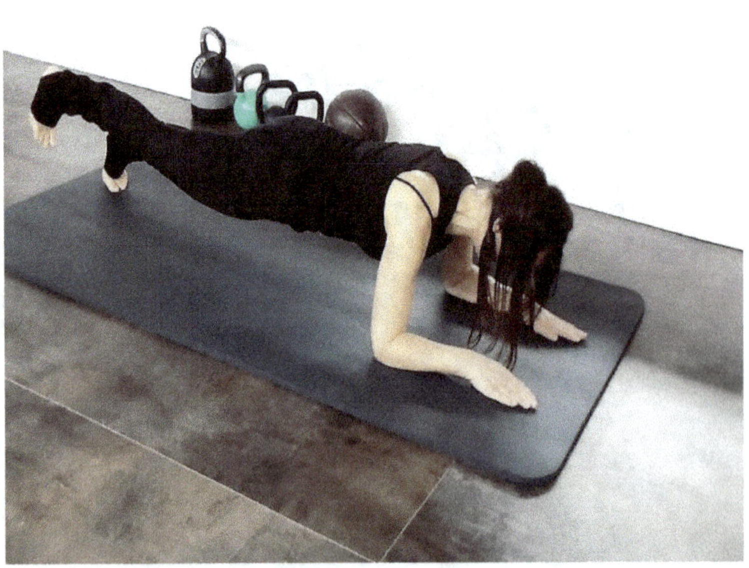

- Übung 23 **Stabilisations- und Ganzkörperübungen am Boden**

Stütze dich in Seitenlage auf einem Unterarm ab. Hebe deine Hüfte soweit vom Boden, sodass der Körper eine gerade Linie bildet. Der Seitstütz

Seitenwechsel

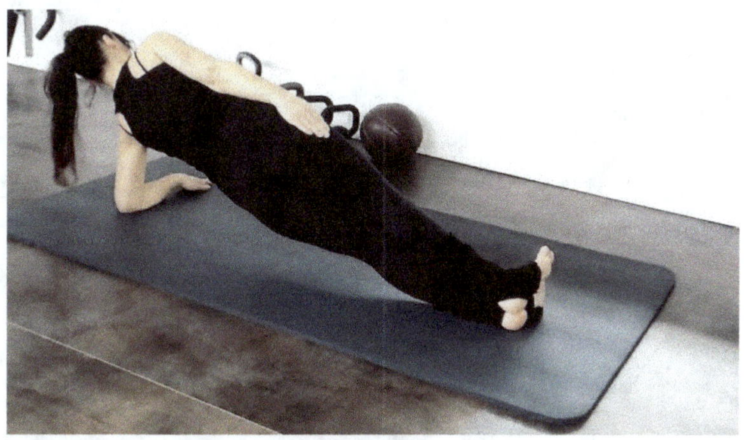

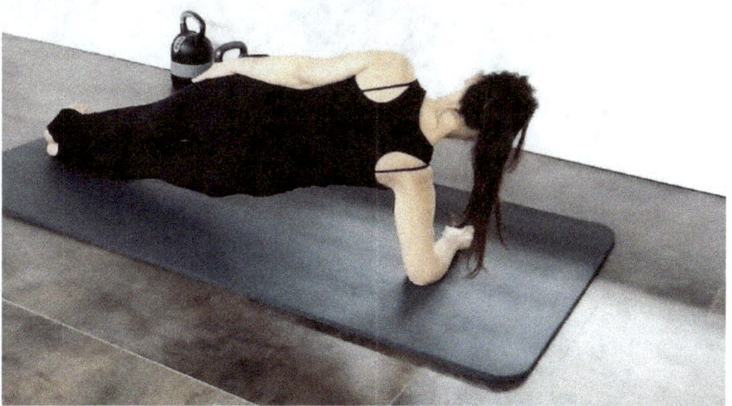

Stabilisations- und Ganzkörperübung im Stand

- Übung 24 **Stabilisations- und Ganzkörperübungen im Stand**

  Lehne dich mit gebeugten Beinen gegen eine Wand. Deine Arme sind geöffnet und in einer U-Halteform.

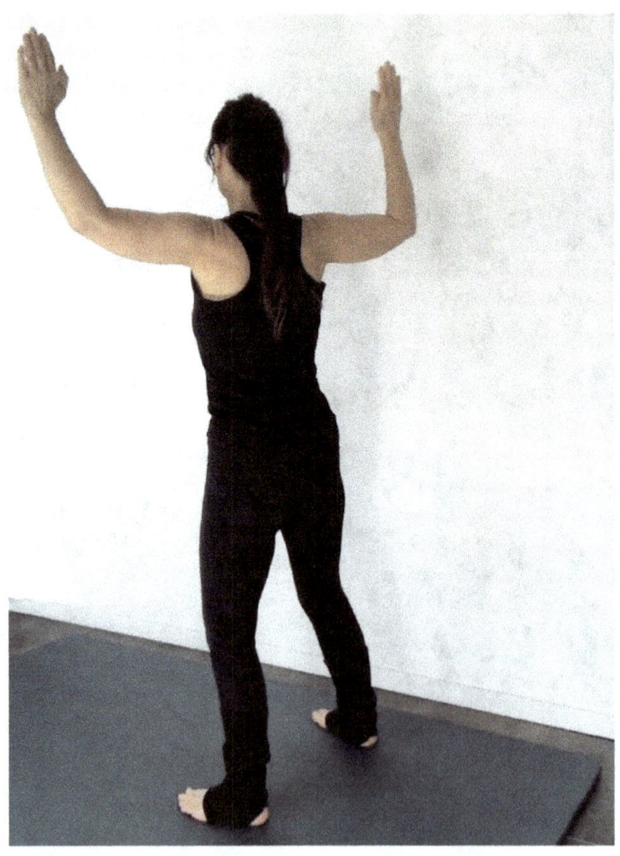

Nun drücke den gesamten Rücken sowie die Hände, Arme und Ellenbogen fest gegen die Wand.

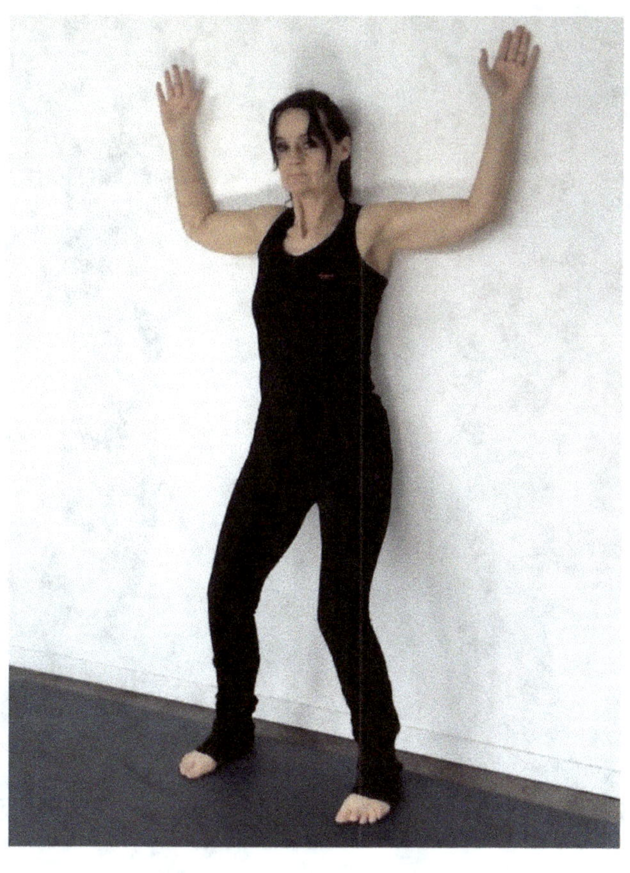

- **Aufrichten/ Strecken**

Strecke deine Arme über den Kopf aus und komme auf Zehenspitzen, kurz Langziehen/ Strecken und die Arme und deinen Körper wieder Richtung Matte fallen lassen. Atme tief ein beim Aufrichten und aus beim Abfallen.

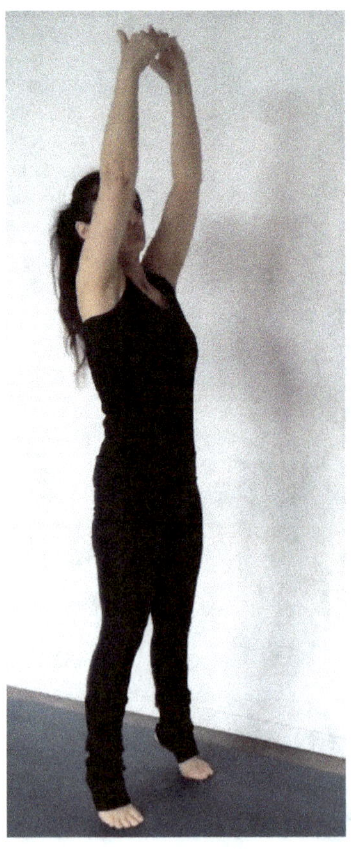 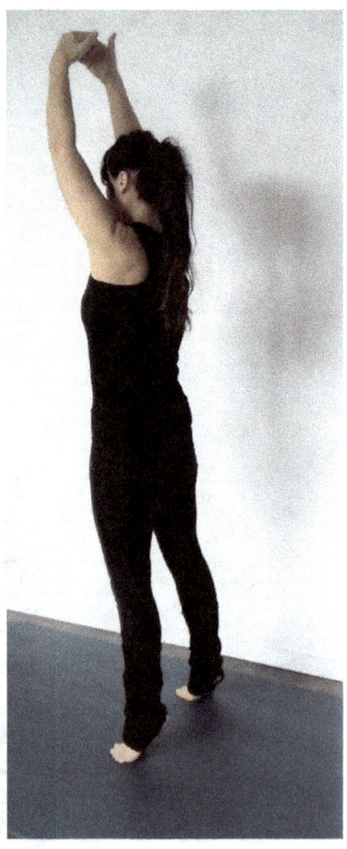

Notizen

Entspannung/ Atmung

Lege dich mit geradem Rücken auf den Boden (gerne mit einer Decke) - die Arme und Hände, werden dabei seitlich abgelegt, eine Hand auf den Bauch nehmen und langsam und bewusst in den Bauch atmen, sodass sich die Bauchdecke beim Ein- und Ausatmen bewegt. Schließe ruhig die Augen. Versuche immer tiefer und langsamer in den Bauch zu atmen. Richte deine Aufmerksamkeit auf die Bauchdecke.

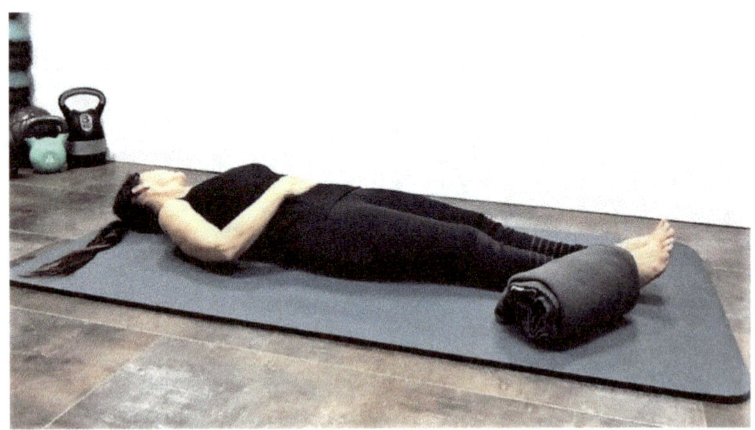

Ziel ist es bei dieser Übung, nicht gewaltsam in den Bauch zu atmen, sondern den natürlichen tiefer werdenden Atemimpuls zuzulassen.

Atme ein, wenn du den Impuls zum Einatmen spürst. Atme aus, wenn du den Impuls zum Ausatmen wahrnimmst. Versuche nun schrittweise in den Bauch locker zu atmen und immer ruhiger zu werden. Führe diese Atemtechnik zwischen 10 und 20 Minuten durch. Öffne am Ende der Atemübung wieder die Augen und genieße die wohltuende Entspannung deines Körpers.

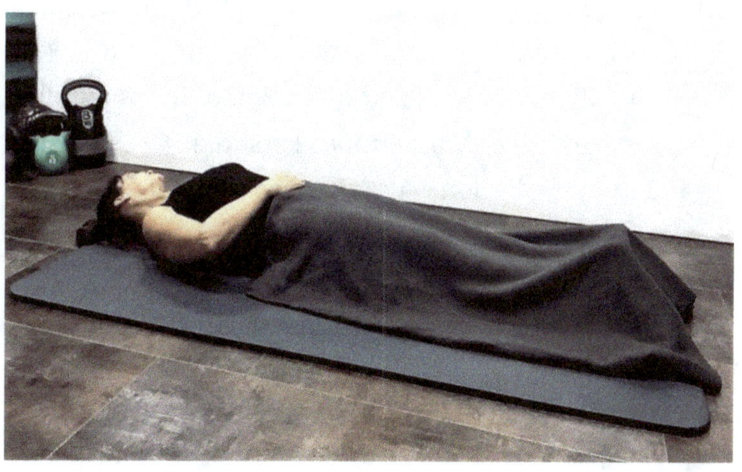

Dehnfähigkeit

- Mit dem Alter nimmt die Dehnfähigkeit der Muskeln ab
- Frauen sind im Durchschnitt dehnfähiger als Männer
- Bei wärmeren Temperaturen (Außen- und Körpertemperatur) ist die Dehnfähigkeit erhöht

Nachteile von verkürzten Muskelgruppen

- Verkürzte Muskelgruppen können Haltungsfehler verursachen z. B.
- Verkürzte vordere Oberschenkelmuskeln ziehen das Becken nach vorne (die natürliche Krümmung der Wirbelsäule kann nicht aufrechterhalten werden)
- Zu hoher Muskeltonus bewirkt Stress auf die Sehnen
- Erhöhter Muskeltonus kann die Durchblutung des betroffenen Muskels einschränken
- Zu hohe Zugbelastung durch verkürzte Muskeln im Gelenk kann Arthrose erzeugen
- Zu starke Zugkräfte auf Ansatzstellen der Muskeln am Knochen kann auf die Dauer Entzündungen hervorrufen

Richtiges Dehnen

Richtig heißt, langsam die Muskeln dehnen, sich dabei entspannen und auf die zu dehnende Muskelpartie konzentrieren.

Einfaches Dehnen

Dehne so weit, dass du eine leichte Spannung im Muskel verspürst. Die Dehnung 5-12 Sekunden halten und dabei entspannen Die Spannung sollte nach kurzer Zeit nachlassen, wenn nicht, etwas nachgeben bis sich der Zug im Muskel wieder angenehm anfühlt. Diese Übung lockert die Muskeln und bereitet dich für das aufbauende Dehnen vor.

Aufbauendes Training

Wiederhole die Übung, doch dehne jetzt ein Stück weiter, bis du wieder eine leichte Spannung verspürst. Halte diese 5-12 Sekunden. Kein Nachfedern. Auch hier sollte die Spannung wieder nachlassen. Wenn nicht, Dehnung etwas zurücknehmen.

Bereits die einfache Dehnübung genügt, um verspannte Muskeln wieder zu lockern. Bald stellt sich ein angenehmes Wohlbefinden ein.

- Atme bei jeder Übung langsam und gleichmäßig. Auf keinen Fall beim Dehnen das Atmen anhalten.

Bleibe beim Dehnen entspannt und locker. Verkrampfung beeinträchtigt das Dehnen.

Wann fühlt sich eine Dehnung richtig an?

Ein leichtes Spannen der Muskeln genügt. Du solltest das Gefühl haben, in dieser Übung unendlich ausharren zu können.

Dehnübungen

- **Rückendehnung seitlich**

Lege dich flach auf den Rücken. Stell deine Beine auf, beide Beine nacheinander langsam auf die rechte Seite fallen lassen und übereinander (im 90 Grad Winkel) legen. Wichtig ist, dass beide Schultern flach auf der Matte bleiben. Deine Arme sind auf Schulterhöhe ausgestreckt. Komme in deine Ausgangsposition zurück und wechsle die Seite.

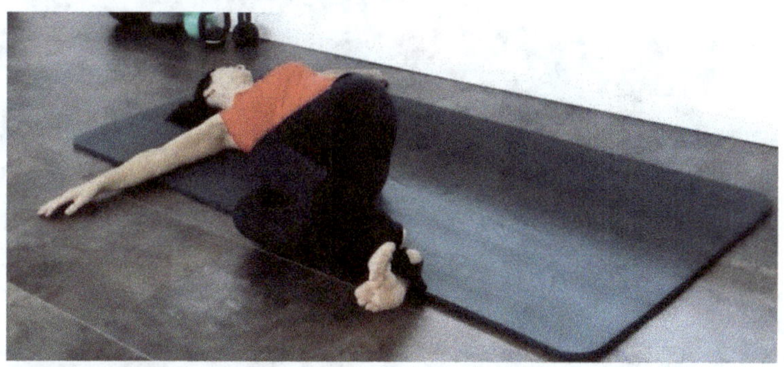

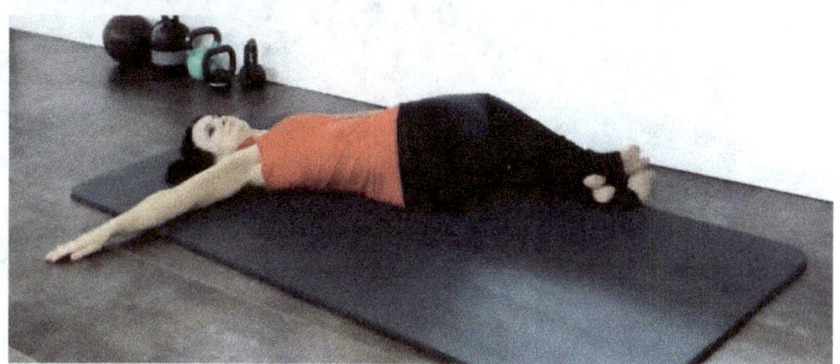

- **Bein – Unterer Rückendehnung**

Rückenlage. Lege deine Beine gestreckt auf den Boden. Die Arme sind locken neben dem Körper. Winkle dein rechtes Bein an. Ziehe mit beiden Händen das Bein näher zum Körper, bis eine Dehnung im Po und im unteren Rücken entsteht. Danach wechsle die Seite.

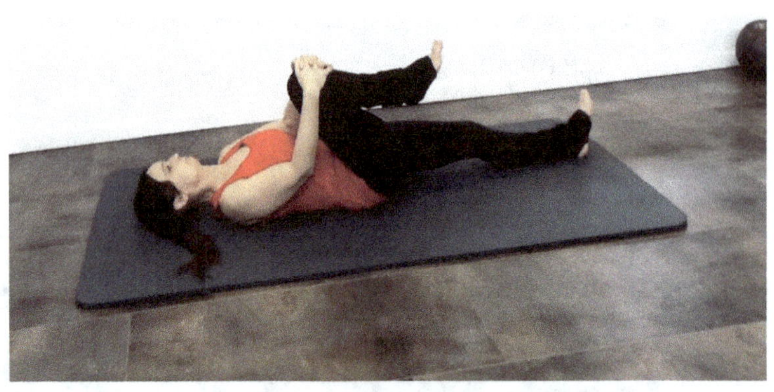

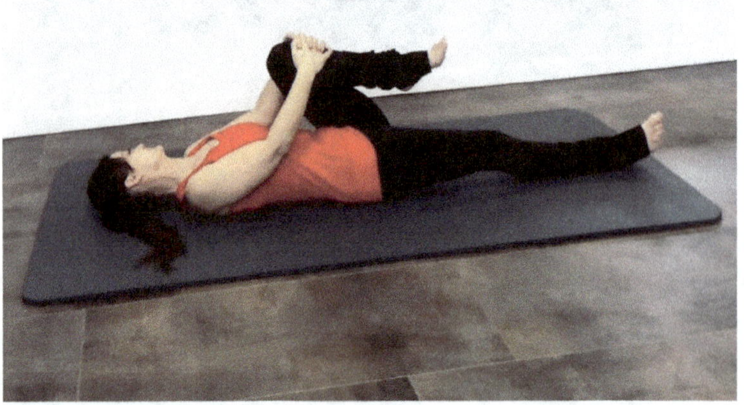

- Bein – Unterer Rückendehnung

- **Bein - Rückendehnung**

Setze dich gerade auf die Matte, die Beine sind durchgedrückt. Der Oberkörper rollt sich langsam nach vorne. Strecke deine Arme und versuche die Zehenspitzen zu berühren. Die Beine bleiben dabei durchgedrückt.

Indem du deinen Oberkörper / Kopf nach unten Richtung Knie senkst, intensivierst du die Dehnung.

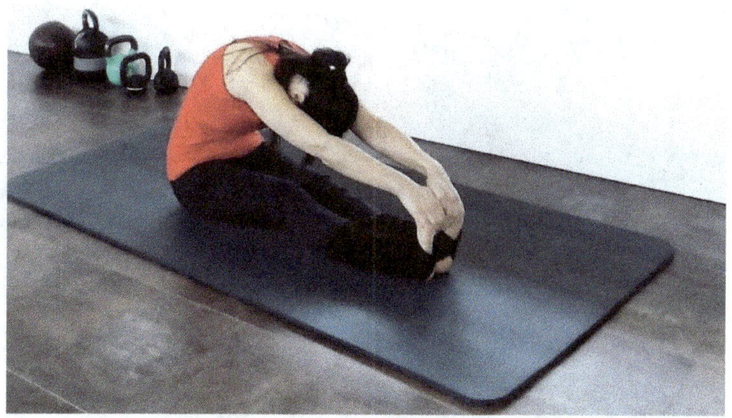

- Bein - Hüftdehnung

Hürdensitz. Strecke dein rechtes Bein aus und winkle dein linkes Bein an. Lege den linken Fuß an die Innenseite des rechten Oberschenkels und wende den Oberkörper zum rechten Bein. Strecke deine Hände in Richtung Fuß bis du eine Dehnung in der Beinrückseite und über der linken Hüfte verspürst.
Seitenwechsel

Je mehr du deinen Oberkörper nach unten senkst, desto mehr die Dehnung.

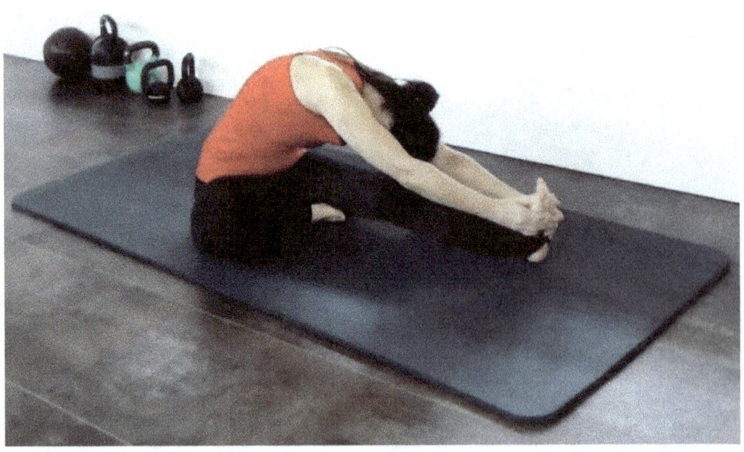

- **Rumpf - Beinaußenseitendehnung**

Setze dich gerade auf die Matte und strecke deine Beine
aus. Nehme das linke Bein angewinkelt über dein rechtes
Bein, dein rechter Ellenbogen wiederum über dein linkes
Bein und drehe deinen Oberkörper zur linken Seite.
Deine linke Hand ist aufgesetzt.
Halte für 8-12 Sekunden und wechsle die Seite.

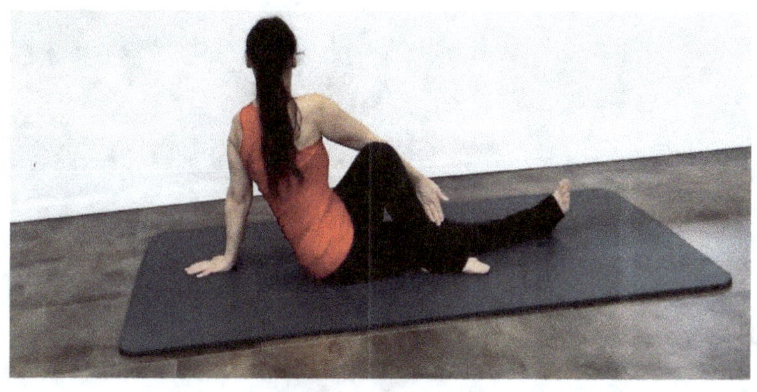

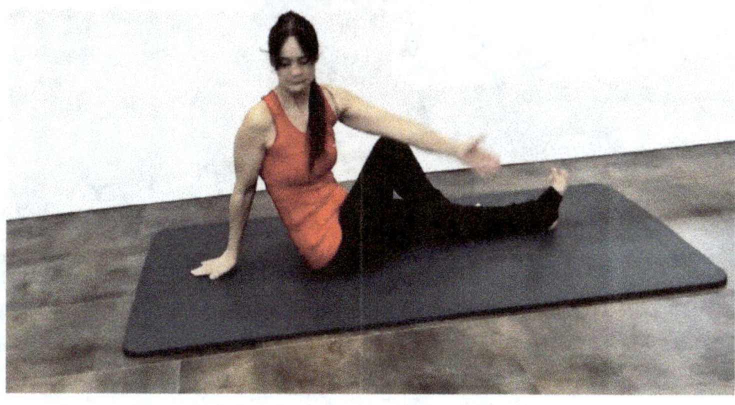

- **Schulterdehnung**

Fersensitz, Brust raus, Schulter gerade. Der Oberkörper ist gestreckt, deine Arme sind durchgedrückt und deine Hände zeigen Richtung Matte. Halte ein paar Sekunden. Versuche nun langsam deine Schultern zu kreisen.

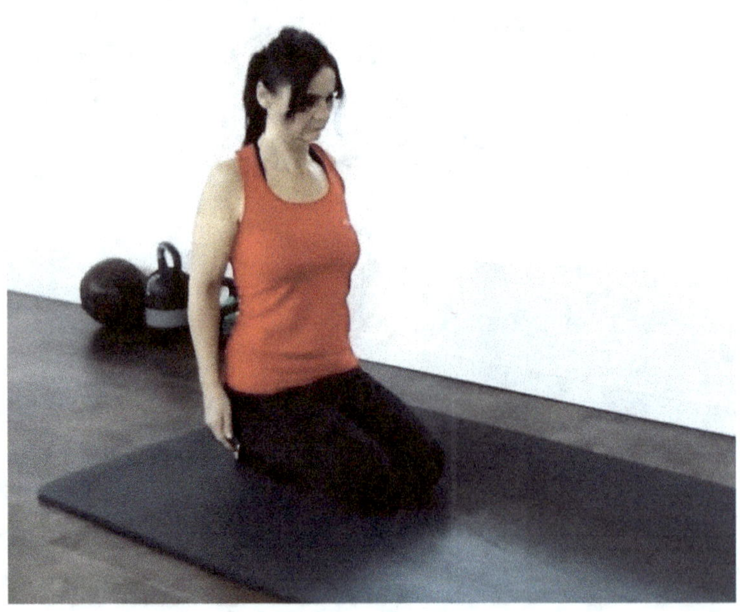

- **Schulter - Nackendehnung**

Setze dich auf die Matte und winkle deine Beine an. Halte dich Oberhalb oder unterhalb der Knie. Der Oberkörper ist gestreckt, deine Arme sind durchgedrückt. Halte ein paar Sekunden. Versuche nun langsam deinen Kopf zu kreisen, von rechts hinten Mitte auf links und umgekehrt.

Vorsicht, den Kopf nicht überstrecken.

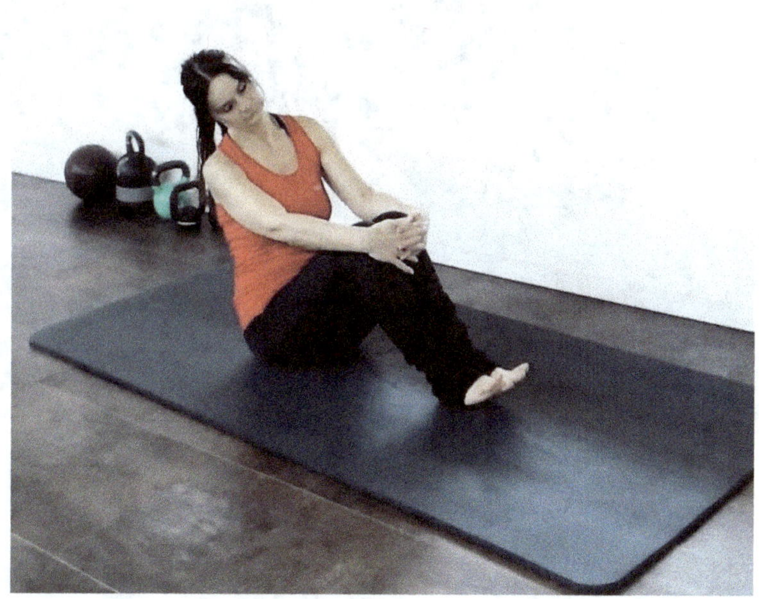

- Erholen und Atmen

Nach dem Dehnen solltest du eine kurze Pause einlegen.
Mache dich noch einmal klein. Danach setze dich wieder.
Winkle deine Beine an und umfasse mit deinen Armen
die Beine. Senke den Kopf zwischen deinen Knien und
entspanne.
Atme tief und fest ein und aus.

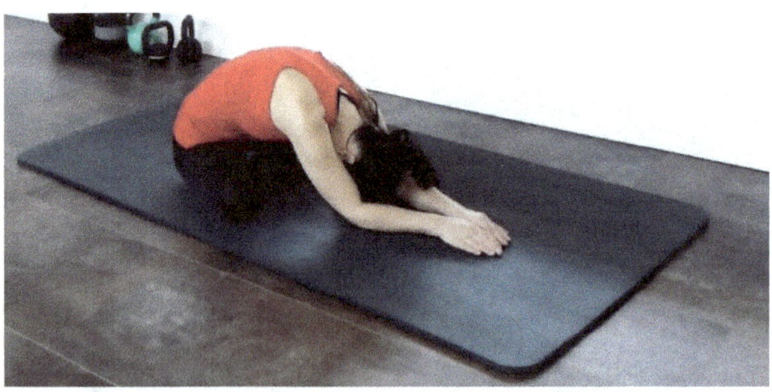

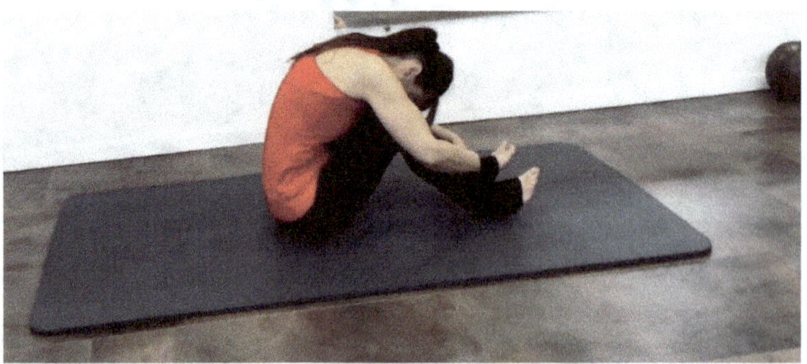

Aufrollen

Aus der Hocke hinaus langsam Wirbel für Wirbel
aufrollen, bis der Körper gerade ist. Schulter zurück,
Brust raus.

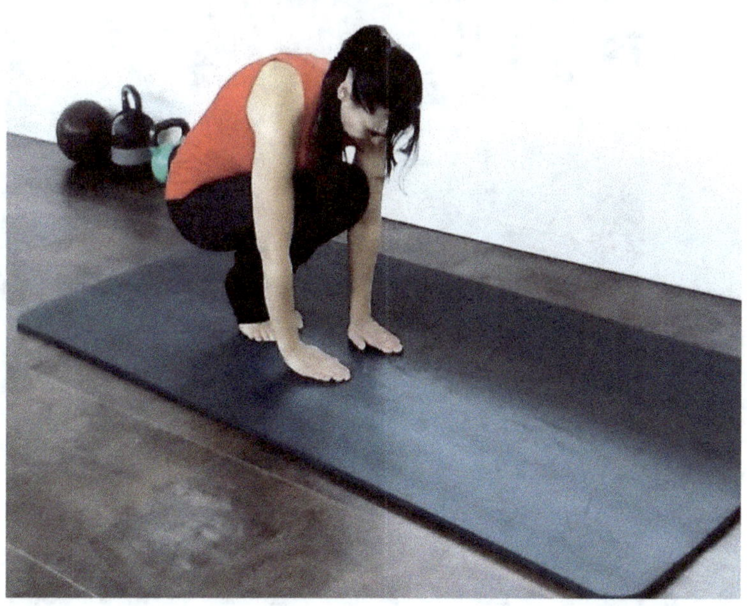

- Aufrichten/ Strecken

Strecke deine Arme über den Kopf aus und komme auf
Zehenspitzen, kurz Langziehen/ Strecken und die Arme
und deinen Körper wieder Richtung Matte fallen lassen.
Wiederhole 2 Mal. Atme tief ein beim Aufrichten und aus
beim Abfallen.

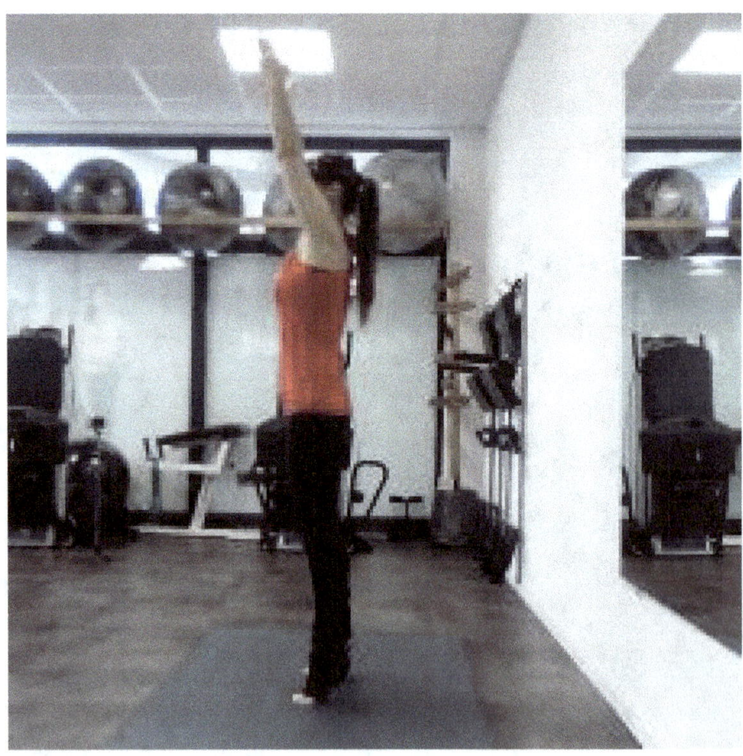

Dehn- Übungsfolge für Fortgeschrittene

- Auch hier gilt folgende Formel: **Ein leichtes Ziehen kein Schmerz**.
- Vor jedem Dehnen aufwärmen.
- Aufwärmphase siehe Oben (Kapitel 2).

- **Bein – Rückendehnung (Lendenwirbel)**

Lege dich auf den Rücken, deine Beine sind aufgestellt.
Strecke nun dein rechtes Bein gerade nach oben und
versuche mit den Händen vorsichtig das Bein näher zum
Oberkörper zu führen. Das Bein bleibt dabei
durchgedrückt. Schaffst du es problemlos, versuche die
Stirn bis zu deinem Knie zu heben.
Wechsle die Seite.

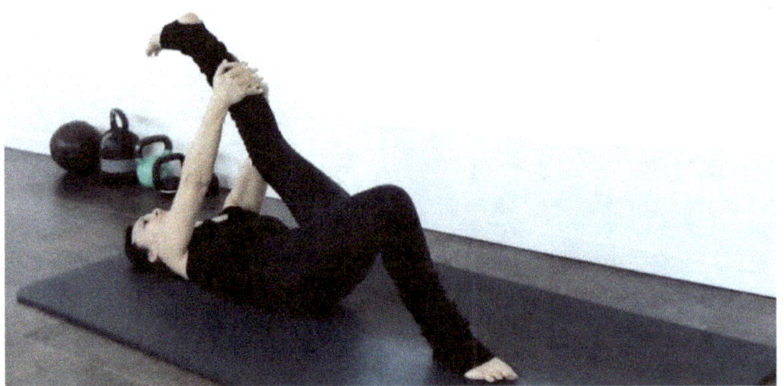

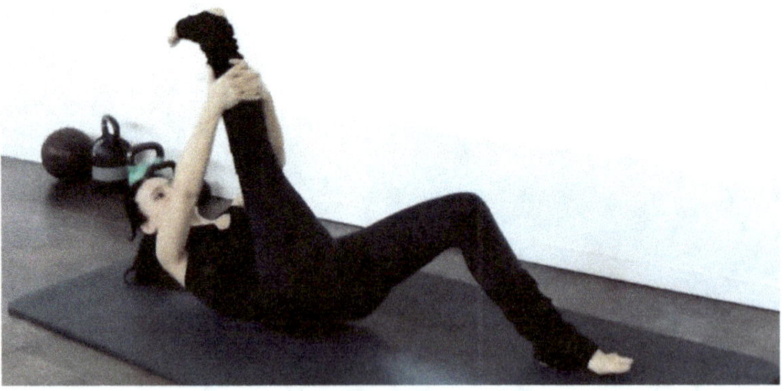

- **Bein - Rückendehnung**

Lege dich auf den Rücken. Nehme deine Beine
gleichzeitig und gestreckt nach oben, umfasse mit
deinen Händen die Waden. Hebe deinen Oberkörper an
und versuche deine Stirn zu deinen Knien zu bringen.
Die Beine bleiben dabei gestreckt.

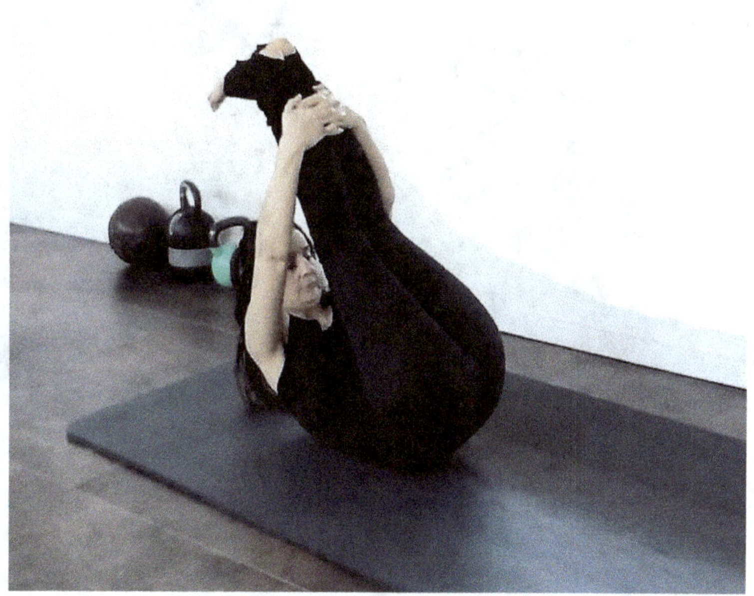

- **Po / Oberschenkel Außendehnung**

Schneidersitz. Versuche deine Arme an deine Knie zu drücken und den Oberkörper in einer geraden Linie zu bringen, dabei die Beine nach unten drücken. Halte ein paar Sekunden.

Je gerader der Oberkörper, desto mehr Dehnung.

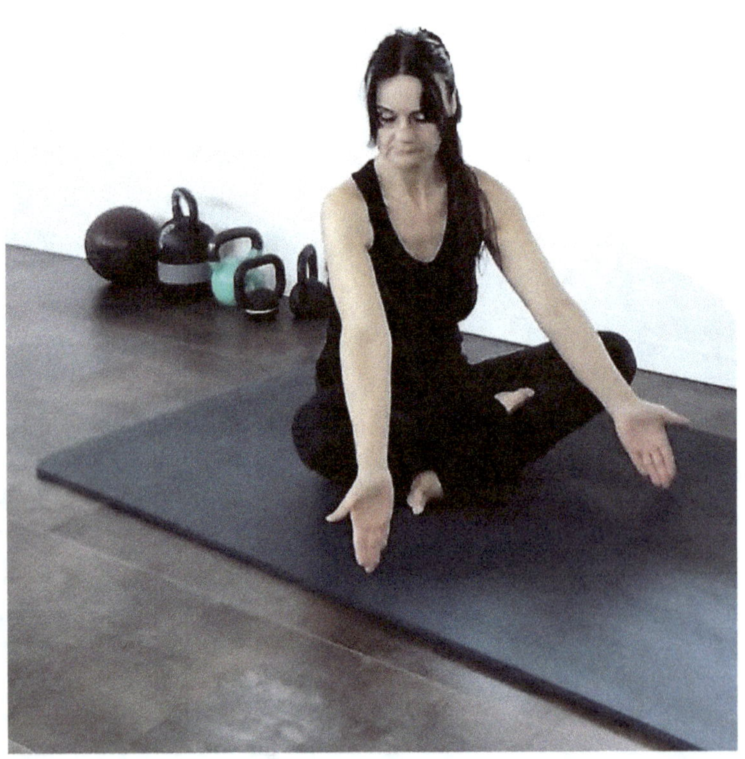

- **Rumpf – Brustdehnung**

Bauchlage. Winkel deine Beine an und versuche mit den Händen jeweils ein Fuß zu erreichen. Dein Körper bleibt dabei gerade. Der Kopf ist die Verlängerung der Wirbelsäule. Sollte dir alles gut gelingen, versuche deinen Oberkörper und die Beine anzuheben, sodass eine leichte Dehnung entsteht.

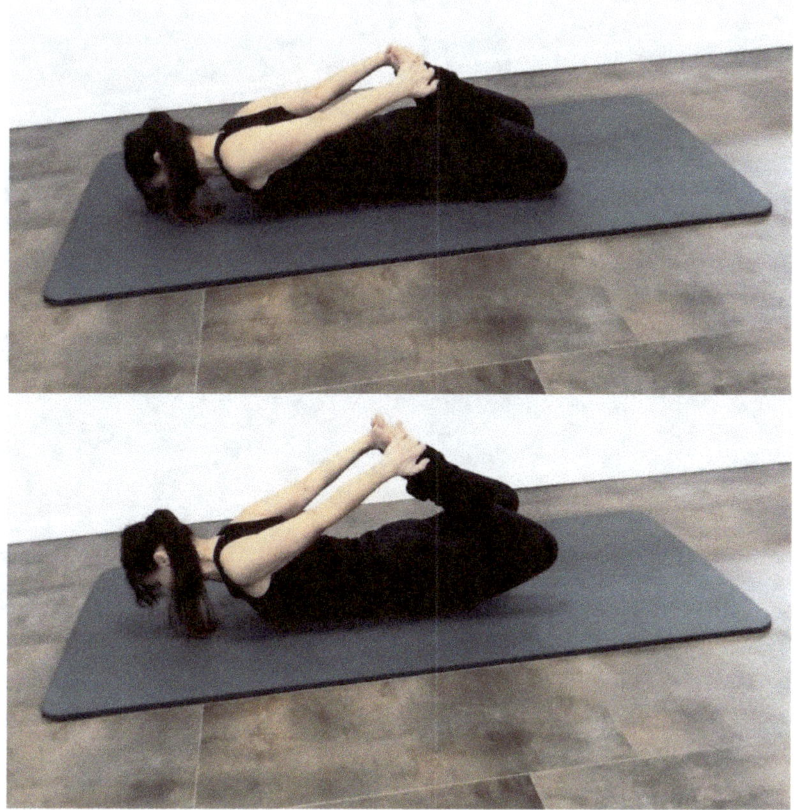

Notizen

Vorschau

Vorschau auf mein nächstes Projekt/ Buch

Übungen in der Natur

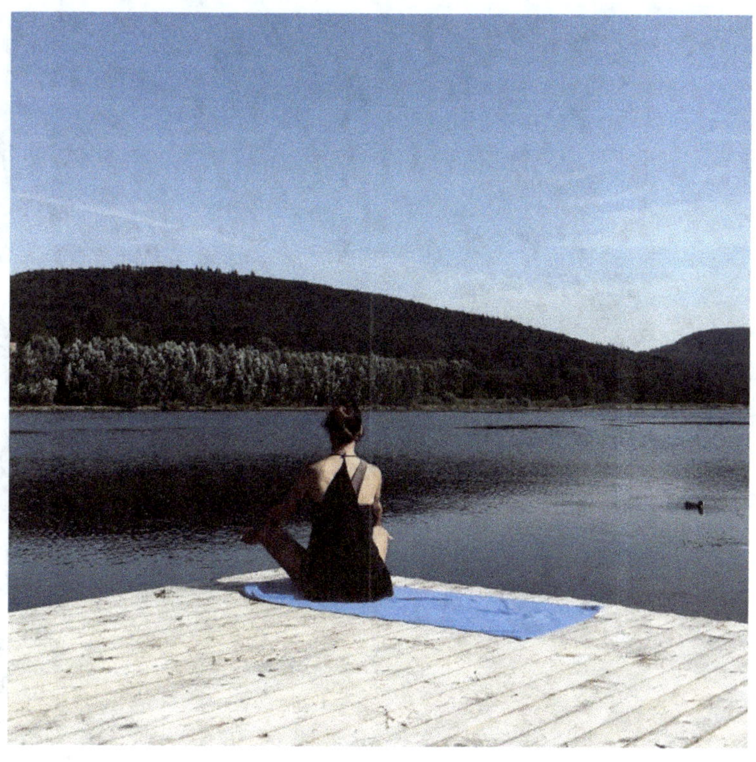

Ich hoffe euch hat mein Buch gefallen. Über ein Feedback würde ich mich sehr freuen.

(Die Erlöse meines Buches werden teilweise verschiedenen Tierschutzvereinen gespendet).

In diesem Sinne, viel Erfolg und vor allem viel Gesundheit!

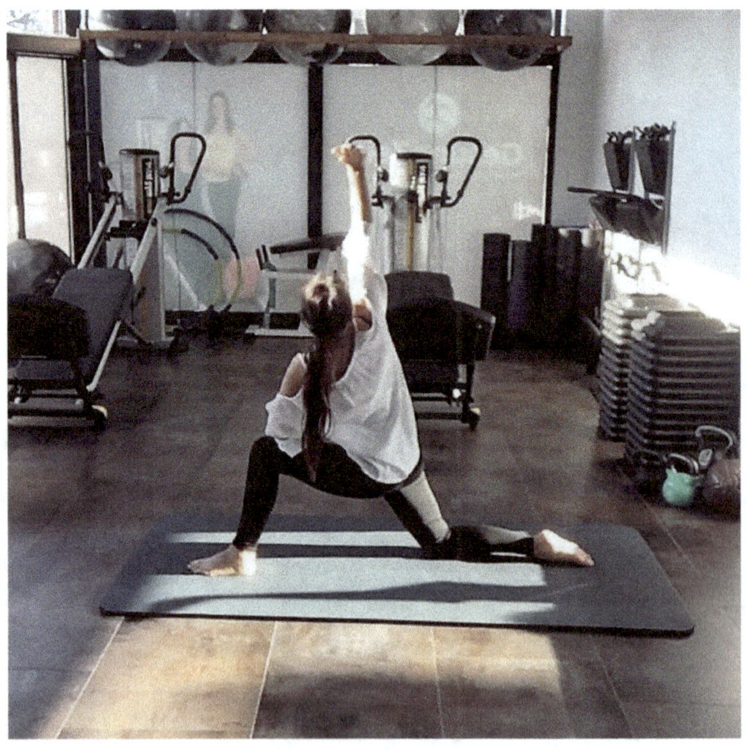

- Medizinische Fitnesstrainerin
- Personal Trainerin
- Athletik Coach
- Gravity Instruktor
- Geprüfte Trainerin Herz- Kreislauf (Cardio) zur Förderung allgemeiner Leistungsfähigkeit
- Coach für Mentaltraining und Stressabbau
- Check24 Profi seit 2019

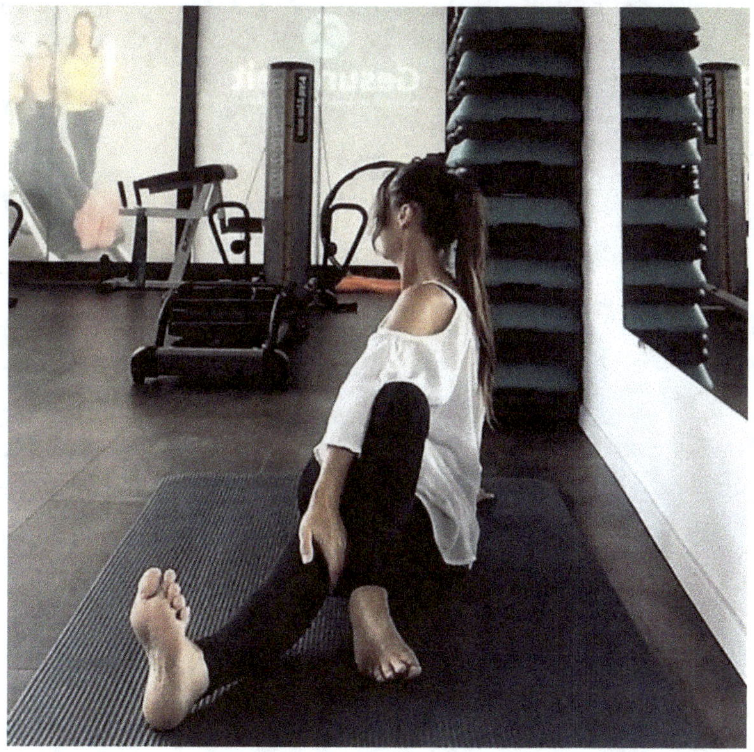

Ausstattung

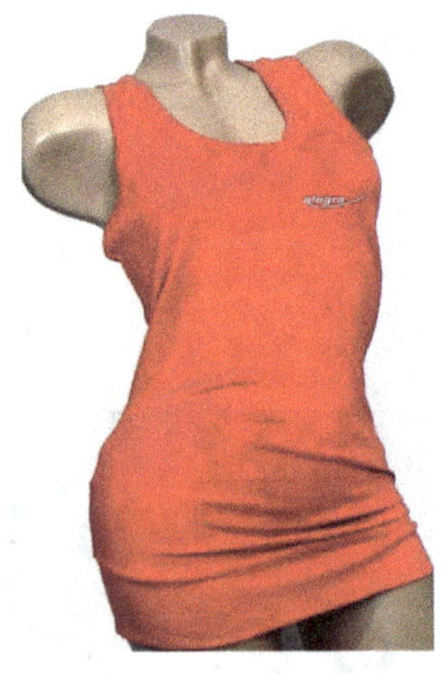

alegra design by
Simone Hippe

Tank Top
Einheitsgröße 34-38
Bündchen

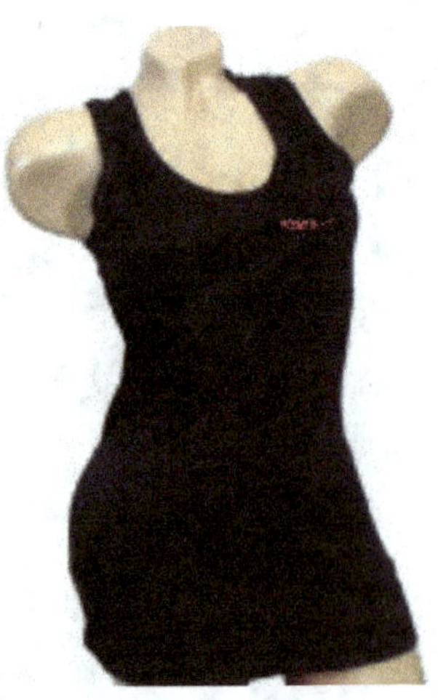

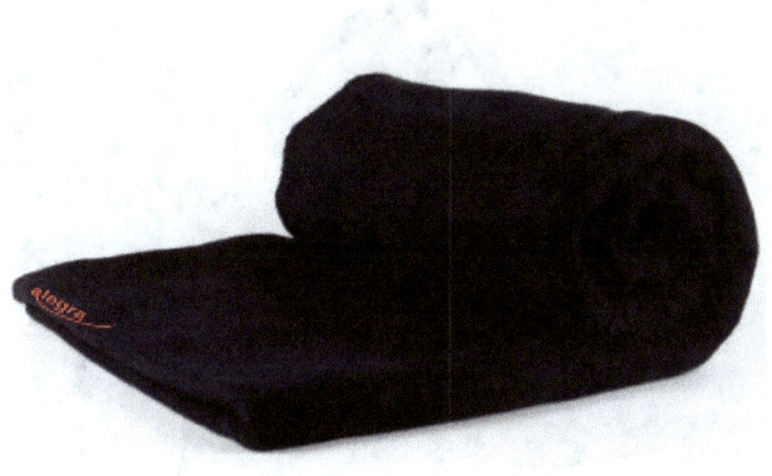

alegra Fleece - Decke

Superflauschige, leichte und atmungsaktive Fleece- Decke aus reinem Polyester mit feinem Randabschluss sorgt für optimale Wärme.

Größe: 130 X 170 cm

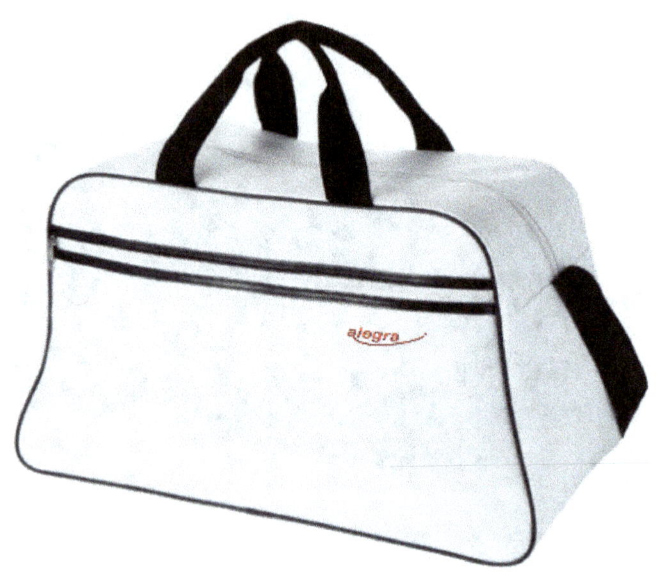

alegra Sport/ Reisetasche

Vielseitig

Sport und Reisetasche mit großem Hauptfach und Reißverschluss, eine kleine Tasche vorne und größenverstellbarer Schulterriemen.

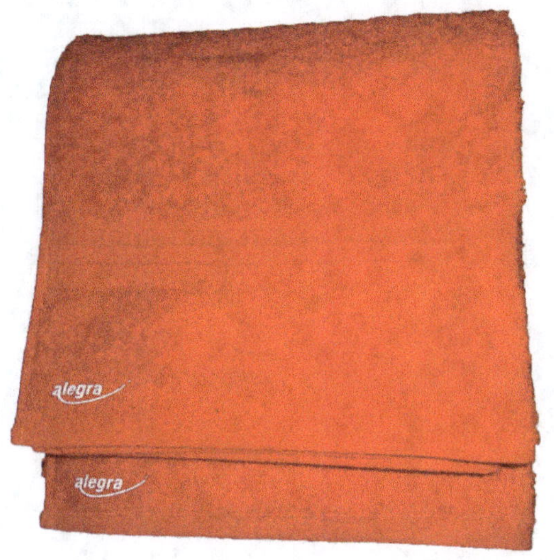

alegra Handtuch

Handtuch 50 X 100 cm, einfarbig, mit gewebter Bordüre.
Ideal für Bad und Sport.

Türanhänger zum Ausschneiden

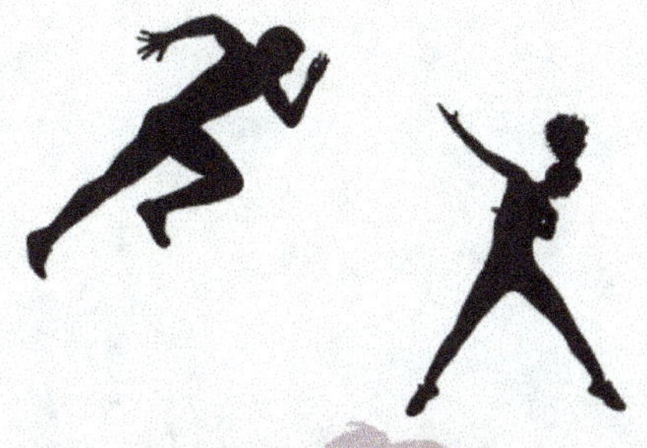

Zeit für mich...

Fitness mal ganz anders

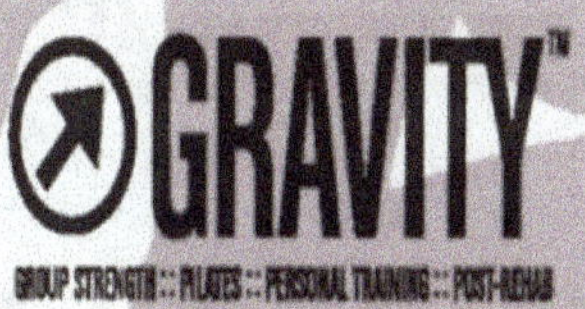

Personal/ Kleingruppen-Training & Gesundheitssport

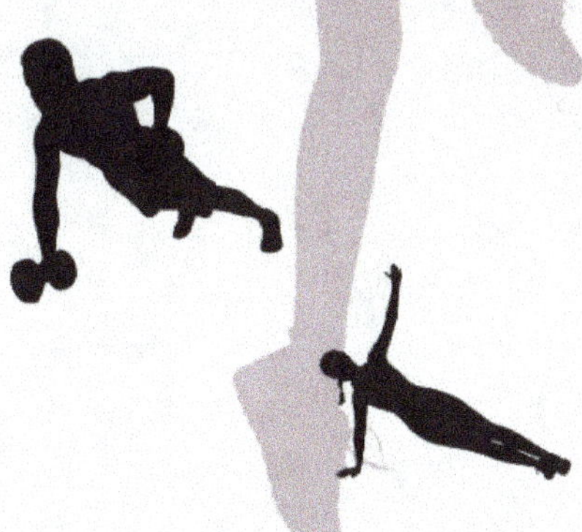